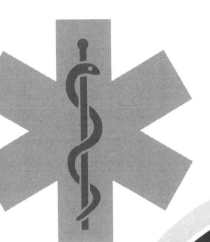

KB161873

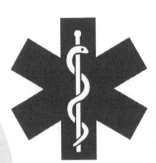

1·2급 응급구조사

응급의료
관련법령
문제집

급변하는 시대를 살아가는 우리 사회에 무엇보다 필요한 것은 전문인력일 것이다. 이러한 전문인력은 사회의 여러 교육기관에서 배출되고 있으며 그 평가방법의 하나로 자격증 제도가 정착되어 가고 있다. 응급구조사 자격증 또한 가장 전문화된 자격증의 하나로서 학생들과 직장인들이 인력배양이라는 측면에서 수험생으로서 많은 시간과 노력을 기울이고 있는 실정이다.

본 교재는 응급구조사 자격시험과목의 하나인 응급의료관련법령에 관한 전반적인 내용을 쉽게 이해할 수 있도록 구성하였다. 법제처로부터 2020년 개정된 법령까지 수록하였으며, 이를 근간으로 그 동안 강의노트로 활용하던 내용을 수험생들이 이해하는 데 도움이 되도록 법조문식 나열에서 벗어나 체계적으로 기술하였다. 또한 한국보건의료인 국가시험원이 제안하는 여러 유형으로 문제를 분석하여 신경향에 따라 출제가 예상되는 부분을 다각도로 적중예상문제를 개발하여 응급구조사 자격시험 준비를 보다 효율적으로 할 수 있도록 각 문제별 관련법령 및 해설을 수록하였다. 뿐만 아니라 최근 법령까지 완벽하게 반영하여 문제에 수록함으로써, 수험생들이 별도로 보완하여야 하는 번거로움을 줄여 학습에만 집중할 수 있도록 하였다.

아무쪼록 시험을 앞둔 수험생 여러분들이 본 교재의 특성과 구성을 잘 이해하여 응급구조사자격을 취득하는 데 도움이 되길 기원하며, 부족한 부분이 지속적으로 수정·보완될 수 있도록 수험생 여러분들의 관심과 격려를 부탁드린다.

끝으로 본 교재의 출판을 허락해 주신 메디컬스타 출판사와 편집 및 교정에 수고하신 편집부 여러분의 노고에 깊이 감사드린다.

2020년 9월

저자일동

차례

제1부

응급의료에
관한 법률

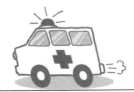

001 응급의료에 관한 법률의 목적으로 옳은 것은?

① 모든 환자의 생명과 건강을 보호하고 국민의료를 적정하게 함

② 응급 환자의 생명과 건강을 보호하고 국민의료를 적정하게 함

③ 특수 환자의 생명과 건강을 보호하고 국민의료를 적정하게 함

④ 노인 환자의 생명과 건강을 보호하고 국민의료를 적정하게 함

⑤ 소아 환자의 생명과 건강을 보호하고 국민의료를 적정하게 함

[정답] ②

[해설] 법률 제1조 목적)

응급의료법은 국민들이 응급상황에서 신속하고 적절한 응급의료를 받을 수 있도록 응급의료에 관한 국민의 권리와 의무, 국가 · 지방자치단체의 책임, 응급의료제공자의 책임과 권리를 정하고 응급의료자원의 효율적 관리에 필요한 사항을 규정함으로써 응급환자의 생명과 건강을 보호하고 국민의료를 적정하게 함을 목적으로 한다.

002 응급의료에 관한 법률의 목적에 포함되지 않은 것은?

① 지방자치단체의 책임

② 의료인의 책임과 권리

③ 응급의료제공자의 책임과 권리

④ 응급의료자원의 효율적인 관리

⑤ 응급의료에 관한 국민의 권리와 의무

[정답] ②

[해설] 법률 제1조 목적)

응급의료법은 국민들이 응급상황에서 신속하고 적절한 응급의료를 받을 수 있도록 응급의료에 관한 국민의 권리와 의무, 국가 · 지방자치단체의 책임, 응급의료제공자의 책임과 권리를 정하고 응급의료자원의 효율적 관리에 필요한 사항을 규정함으로써 응급환자의 생명과 건강을 보호하고 국민의료를 적정하게 함을 목적으로 한다.

003 응급의료에 관한 법률에서 정의하는 '응급처치'는?

① 의료기관의 응급실에서 행해지는 진료의 보조

② 호흡기능과 순환상태를 정상으로 회복시키기 위한 처치

③ 응급의료 종사자의 자격과 면허의 범위내의 모든 응급행위

④ 응급환자를 위해서 행해지는 상담, 구조, 이송 및 진료 등의 조치

⑤ 기도확보, 심장박동의 회복 기타 생명의 위험이나 증상의 현저한 악화를 방지하기 위하여 긴급히 필요로 하는 처치

[정답] ⑤

[해설] 법률 제2조 정의)'응급처치'란 응급의료행위의 하나로서 응급환자의 기도를 확보하고 심장박동의 회복, 그 밖에 생명의 위험이나 증상의 현저한 악화를 방지하기 위하여 긴급히 필요로 하는 처치를 말한다.

004 응급의료에 관한 법률에서 정의하는 '응급처치'에 관한 내용이다. A와 B의 내용으로 옳은 것은?

> '응급처치'란 응급의료행위의 하나로서 응급환자의 (A)를 확보하고 (B)의 회복, 그 밖에 생명의 위험이나 증상의 현저한 악화를 방지하기 위하여 긴급히 필요로 하는 처치를 말한다.

	①	②	③	④	⑤
A	활력징후	정맥로	정맥로	기도	기도
B	호흡	호흡	의식	의식	심장박동

[정답] ⑤

[해설] 법률 제2조 정의)'응급처치'란 응급의료행위의 하나로서 응급환자의 기도를 확보하고 심장박동의 회복, 그 밖에 생명의 위험이나 증상의 현저한 악화를 방지하기 위하여 긴급히 필요로 하는 처치를 말한다.

005 응급의료에 관한 법률에서 정의하는 '응급의료종사자'의 정의로 옳은 것은?

① 응급환자에 대한 응급의료를 제공하는 의료인과 응급간호사

② 응급환자에 대한 응급의료를 제공하는 의료인과 응급구조사

③ 외래환자에 대한 응급의료를 제공하는 의료인과 응급구조사

④ 재난현장에서 응급환자에 대한 응급의료를 제공하는 응급구조사

⑤ 외래환자에 대한 일반진료와 응급진료를 함께 제공하는 의료인

[정답] ②

[해설] 법률 제2조 정의)'응급의료종사자'란 관계 법령에서 정하는 바에 따라 취득한 면허 또는 자격의 범위에서 응급환자에 대한 응급의료를 제공하는 의료인과 응급구조사를 말한다.

006 응급의료에 관한 법률에서 정의하는 '응급의료기관'에 해당하지 않는 기관은?

① 국립응급의료센터

② 중앙응급의료센터

③ 권역응급의료센터

④ 전문응급의료센터

⑤ 지역응급의료센터

[정답] ①

[해설] 법률 제2조 정의)'응급의료기관'이란 「의료법」 제3조에 따른 의료기관 중에서 이 법에 따라 지정된 중앙응급의료센터, 권역응급의료센터, 전문응급의료센터, 지역응급의료센터 및 지역응급의료기관을 말한다.

007 응급의료에 관한 법률에서 정의한 "응급의료기관등"으로 보기 어려운 것은?

① 중앙응급의료센터

② 구급차등의 운용자

③ 지역응급의료기관

④ 응급의료정보센터

⑤ 지역응급의료위원회

[정답] ⑤

[해설] 법률 제2조 정의)'응급의료기관등'이란 응급의료기관, 구급차등의 운용자 및 응급의료지원센터를 말한다.

008 응급의료에 관한 법률에서 응급의료영역은?

| 가. 응급환자의 구조행위 | 나. 응급환자의 이송 |
| 다. 응급환자의 진료 | 라. 응급환자에 대한 상담 |

① 가, 나, 다   ② 가, 다   ③ 나, 라

④ 라   ⑤ 가, 나, 다, 라

[정답] ⑤

[해설] 법률 제2조 정의)'응급의료'란 응급환자가 발생한 때부터 생명의 위험에서 회복되거나 심신 상의 중대한 위해가 제거되기까지의 과정에서 응급환자를 위하여 하는 상담·구조 救助) ·이송·응급처치 및 진료 등의 조치를 말한다.

009 응급환자라 함은 어떤 상태에서 즉시 필요한 '응급처치'를 받지 아니하면 생명을 보존 할 수 없거나 심신상의 중대한 위해가 초래될 것으로 판단되는 것인가?

| 가. 질병 | 나. 분만 | 다. 각종사고 | 라. 위급상태 |

① 가, 나, 다   ② 가, 다   ③ 나, 라

④ 라   ⑤ 가, 나, 다, 라

[정답] ⑤

[해설] 법률 제2조 정의) '응급환자'란 질병, 분만, 각종 사고 및 재해로 인한 부상이나 그 밖의 위급 한 상태로 인하여 즉시 필요한 응급처치를 받지 아니하면 생명을 보존할 수 없거나 심신에 중대한 위해(危害)가 발생할 가능성이 있는 환자 또는 이에 준하는 사람으로서 보건복지부 령으로 정하는 사람을 말한다.

010 응급의료 '용어'에 대한 정의로 잘못된 것은?

① 즉시 필요한 응급처치를 받지 아니하면 생명을 보존할 수 없거나 심신상의 중대한 위해가 초래될 가능성이 있는 환자 또는 이에 준하는 자로서 보건복지가족부령이 정하는 자를 '응 급환자'라 한다.

② 응급의료행위의 하나로서 응급환자에게 행하여지는 기도의 확보, 심장박동의 회복 기타 생명의 위험이나 증상의 현저한 악화를 방지하기 위하여 긴급히 필요로 하는 행위를 '응급 의료'라 한다.

③ 관계 법령이 정하는 바에 의하여 취득한 면허 또는 자격의 범위 안에서 응급환자에 대한 응급의료를 제공하는 의료인과 응급구조사를 '응급의료종사자'라 한다.

④ 응급환자의 이송 등 응급의료의 목적에 이용되는 자동차. 선박 및 항공기 등의 이송수단을 '구급차등' 이라 한다.

⑤ 의료법에 의하여 지정된 중앙, 권역, 전문, 지역 응급의료 센터 및 지역 응급의료기관을 '응급의료기관' 이라 한다.

[정답] ②

[해설] 법률 제2조 정의)'응급의료'란 응급환자가 발생한 때부터 생명의 위험에서 회복되거나 심신 상의 중대한 위해가 제거되기까지의 과정에서 응급환자를 위하여 하는 상담·구조 救助) ·이송·응급처치 및 진료 등의 조치를 말한다.

011 **응급의료에 관한 법률에 의한' 안과적 응급증상'으로 옳은 것은?**

① 급성결막염

② 백내장과 녹내장

③ 타박상에 의한 충혈

④ 벌에 쏘인 안검 부종

⑤ 화학물질에 의한 눈의 손상

[정답] ⑤

[해설] 규칙 제2조 제1호 관련 별표 1 안과적 응급증상 : 화학물질에 의한 눈의 손상, 급성시력손실

012 **응급의료에 관한 법률에 의한' 정신과적 응급증상'으로 옳은 것은?**

① 공황발작

② 양극성장애

③ 다중인격장애

④ 외상후스트레스장애

⑤ 자신 또는 다른 사람을 해할 우려가 있는 정신장애

[정답] ⑤

[해설] 규칙 제2조 제1호 관련 별표 1 정신과적 응급증상 : 자신 또는 다른 사람을 해할 우려가 있는 정신장애

013 응급의료에 관한 법률에 의한' 응급증상에 준하는'소아과적 증상으로 옳은 것은?

① 3세 어린이가 어린이집에서 놀다가 나타나는 38℃이상인 고열

② 5세 어린이가 유치원에서 놀다가 나타나는 38℃이상인 고열

③ 7세인 초등학교 어린이가 수업 중 나타나는 38℃이상인 고열

④ 의료서비스가 제공되기 어려운 때에 8세 이하의 소아에게 나타나는 38℃이상인 고열

⑤ 의료서비스가 제공되기 어려운 때에 9세 이하의 소아에게 나타나는 38℃이상인 고열

[정답] ④

[해설] 규칙 제2조 제1호 관련 별표 1 응급증상에 준하는 소아과적 응급증상 : 소아경련, 공휴일이나
야간 등 의료서비스가 제공되기 어려운 때에 8세 이하의 소아에게 나타나는 38℃ 이상인 고열

014 응급의료를 받을 권리가 있는 자로 옳은 것은?

가. 년 소득 5천만원 이하의 내국인	나. 우리나라의 모든 남여
다. 특정 종교를 믿는자	라. 국내에 체류하고 있는 외국인

① 가, 나, 다   ② 가, 다   ③ 나, 라

④ 라   ⑤ 가, 나, 다, 라

[정답] ⑤

[해설] 법률 제3조 응급의료를 받을 권리) 모든 국민은 성별, 나이, 민족, 종교, 사회적 신분 또는 경
제적 사정 등을 이유로 차별받지 아니하고 응급의료를 받을 권리를 가진다. 국내에 체류하
고 있는 외국인도 또한 같다.

015 응급의료에 관한 법률에서 국민의 권리에 해당하는 것은?

① 응급의료를 받을 권리   ② 응급의료의 거부 권리

③ 응급환자의 신고 권리   ④ 응급의료에 관한 면책권리

⑤ 응급의료에 관한 협조 권리

[정답] ①

[해설] 법률 제3조 응급의료를 받을 권리)와 법률 제4조 응급의료에 관한 알 권리) 가 있다.

016 국민의 권리와 의무에 해당하지 않는 것은?

① 응급의료의 제공

② 응급의료를 받을 권리

③ 응급의료에 관한 알 권리

④ 선의의 응급의료에 대한 면책

⑤ 응급환자에 대한 신고 및 협조

[정답] ③

[해설] 법률 제3조 응급의료를 받을 권리) 모든 국민은 성별, 나이, 민족, 종교, 사회적 신분 또는 경
제적 사정 등을 이유로 차별받지 아니하고 응급의료를 받을 권리를 가진다. 국내에 체류하
고 있는 외국인도 또한 같다.

법률 제4조 응급의료에 관한 알 권리)

① 모든 국민은 응급상황에서의 응급처치 요령, 응급의료기관등의 안내 등 기본적인 대응
방법을 알 권리가 있으며, 국가와 지방자치단체는 그에 대한 교육·홍보 등 필요한 조치
를 마련하여야 한다.

② 모든 국민은 국가나 지방자치단체의 응급의료에 대한 시책에 대하여 알 권리를 가진다.

법률 제5조 응급환자에 대한 신고 및 협조 의무)

① 누구든지 응급환자를 발견하면 즉시 응급의료기관등에 신고하여야 한다.

② 응급의료종사자가 응급의료를 위하여 필요한 협조를 요청하면 누구든지 적극 협조하여
야 한다.

017 응급의료에 관한 법률에서 정하고 있는 국민의 권리로 옳게 조합된 것은?

> 가. 차별받지 아니하고 응급의료를 받을 권리
> 나. 응급처치 요령을 알 권리
> 다. 응급의료기관등의 안내 등을 알권리
> 라. 구조요령 및 재해대책에 대한 예방교육을 받을 권리

① 가, 나, 다　　　　　② 가, 다　　　　　③ 나, 라

④ 라　　　　　⑤ 가, 나, 다, 라

[정답] ⑤

모든 국민은 성별, 나이, 민족, 종교, 사회적 신분 또는 경제적 사정 등을 이유로 차별받지 아니하고 응급의료를 받을 권리를 가진다. 국내에 체류하고 있는 외국인도 또한 같다.

제4조 응급의료에 관한 알 권리)

① 모든 국민은 응급상황에서의 응급처치 요령, 응급의료기관등법률 의 안내 등 기본적인 대응방법을 알 권리가 있으며, 국가와 지방자치단체는 그에 대한 교육·홍보 등 필요한 조치를 마련하여야 한다.

② 모든 국민은 국가나 지방자치단체의 응급의료에 대한 시책에 대하여 알 권리를 가진다.

018 응급의료에 관한 법률에서 국민의 의무에 해당하는 것으로 바르게 조합된 것은?

가. 응급환자 신고	나. 응급의료에 관한 알 권리
다. 응급환자에 대한 협조	라. 응급의료중단의 금지

① 가, 나, 다   ② 가, 다   ③ 나, 라

④ 라   ⑤ 가, 나, 다, 라

[정답] ②

[해설] 법률 제5조 응급환자에 대한 신고 및 협조 의무)

① 누구든지 응급환자를 발견하면 즉시 응급의료기관등에 신고하여야 한다.

② 응급의료종사자가 응급의료를 위하여 필요한 협조를 요청하면 누구든지 적극 협조하여야 한다.

019 응급환자에 대한 국민의 신고 및 협조의무에 관한 내용이다. A와 B안에 옳은 내용은?

• 누구든지 응급환자를 발견하면 즉시 응급의료기관등에 (A)하여야 하며, 응급의료종사자가 응급의료를 위하여 필요한 협조를 요청하면 누구든지(B)하여야 한다.

	①	②	③	④	⑤
A	보고	신고	연락	보고	신고
B	협조	적극협조	협조	이송	협조

[해설] 법률 제5조 응급환자에 대한 신고 및 협조 의무)

    ① 누구든지 응급환자를 발견하면 즉시 응급의료기관등에 신고하여야 한다.

    ② 응급의료종사자가 응급의료를 위하여 필요한 협조를 요청하면 누구든지 적극 협조하여야 한다.

020 **'선의의 응급의료에 대한 면책'에 의한 사망이나 상해에 관한 설명으로 옳은 것은?**

① 사망에 대한 형사책임을 지지 아니한다.

② 상해(傷害)에 대한 형사책임은 감면한다.

③ 사망인 경우에 대해서는 형사책임을 진다.

④ 사망과 상해(傷害)모두 형사책임은 감면한다.

⑤ 상해(傷害)에 대한 형사책임을 지지 아니한다.

[정답] ⑤

[해설] 법률 제5조의2(선의의 응급의료에 대한 면책)

    생명이 위급한 응급환자에게 응급의료 또는 응급처치를 제공하여 발생한 재산상 손해와 사상(死傷)에 대하여 고의 또는 중대한 과실이 없는 경우 그 행위자는 민사책임과 상해(傷害)에 대한 형사책임을 지지 아니하며 사망에 대한 형사책임은 감면한다.

021 **응급의료를 요청받은 응급의료종사자가 정당한 사유 없이 이를 거부한 경우의 벌칙으로 옳은 것은?**

① 1년 이하의 징역   ② 2년 이하의 징역   ③ 3년 이하의 징역

④ 4년 이하의 징역   ⑤ 5년 이하의 징역

[정답] ③

[해설] 법률 제6조 응급의료의 거부금지 등)

    ① 응급의료기관등에서 근무하는 응급의료종사자는 응급환자를 항상 진료할 수 있도록 응급의료업무에 성실히 종사하여야 한다.

    ② 응급의료종사자는 업무 중에 응급의료를 요청받거나 응급환자를 발견하면 즉시 응급의료를 하여야 하며 정당한 사유 없이 이를 거부하거나 기피하지 못한다.

    6조 2항을 위반한 경우 : 3년이하의 징역 또는 3천만원 이하의 벌금

022 응급의료종사자의 권리와 의무로 옳지 않은 것은?

① 응급의료 중단　　②응급환자의 이송　　③응급의료의 거부금지

④ 응급의료의 설명·동의　⑤응급환자에 대한 우선 응급의료

[정답] ①

[해설] 법률 제10조 응급의료 중단의 금지)

　　　 응급의료종사자는 정당한 사유가 없으면 응급환자에 대한 응급의료를 중단하여서는 아니

　　　 된다.

023 응급환자가 아닌 환자를 응급실이 아닌 의료시설에 진료를 의뢰하거나 다른 의료기관에 이송하는 경우에 의료인의 역할로 옳은 것은?

① 질환에 맞는 전문 의료기관을 추천해준다.

② 응급환자가 아니므로 일반 의료기관으로 의뢰하여 이송해 준다.

③ 우리 병원과 진료과목이 맞지 않으므로 타 의료기관으로 전원하라고 설득한다.

④ 응급환자가 아닌 이유를 설명하고, 타 의료기관을 선택할 수 있도록 추천해준다.

⑤ 응급환자에 해당하지 않은 이유를 설명하고, 진료내용 및 진료과목 등을 추천한다.

[정답] ⑤

[해설] 시행령 제2조 응급환자가 아닌 자에 대한 이송기준 및 절차)

　　　 ② 의료인은 제1항의 규정에 따라 응급환자에 해당하지 아니하는 환자를 응급실이 아닌 의

　　　 료시설에 진료를 의뢰하거나 다른 의료기관에 이송하는 경우에는 당해 환자가 응급환자

　　　 에 해당하지 아니하는 이유를 설명하고, 그에 필요한 진료내용 및 진료과목 등을 추천하

　　　 여야 한다.

024 응급환자가 2명 이상일 때 처치의 순서로 옳은 것은?

① 위급한 환자부터　　　　　②의식이 없는 환자부터

③ 출혈이 심한 환자부터　　　④내과환자보다 외과환자부터

⑤ 응급실 전공의 인력에 따라

[정답] ①

[해설] 법률 제8조 응급환자에 대한 우선 응급의료 등) ② 응급의료종사자는 응급환자가 2명 이상

이면 의학적 판단에 따라 더 위급한 환자부터 응급의료를 실시하여야 한다.

025 응급환자 또는 그 법정대리인에게 응급의료에 관하여 설명하고 동의를 얻어야 할 내용으로 옳은 것은?

① 응급처치의 절차　　② 응급검사의 내용　　③ 응급검사의 비용

④ 응급처치의 의료진　　⑤ 응급검사 약물의 종류

[정답] ②

[해설] 규칙 제3조 응급의료에 관한 설명ㆍ동의의 내용 및 절차)

　　① 법 제9조에 따라 응급환자 또는 그 법정대리인에게 응급의료에 관하여 설명하고 동의를 얻어야 할 내용은 다음 각 호와 같다.

　1. 환자에게 발생하거나 발생가능한 증상의 진단명

　2. 응급검사의 내용

　3. 응급처치의 내용

　4. 응급의료를 받지 아니하는 경우의 예상결과 또는 예후

　5. 그 밖에 응급환자가 설명을 요구하는 사항

026 '응급의료에 관한 설명ㆍ동의의 내용 및 절차'에 관한 서술이다. ( )안에 옳은 내용은?

> 응급의료종사자가 의사결정능력이 없는 환자의 법정대리인으로부터 동의를 얻지 못하였으나 환자에게 반드시 응급의료가 필요하다고 판단되는 때에는 (　　)의 동의를 얻어 응급의료를 할 수 있다.

① 의료인과 경찰　　② 의료인 1명이상　　③ 의료인 2명이상

④ 이송해 온 응급구조사　　⑤ 의료인 또는 응급구조사

[정답] ②

[해설] 규칙 제3조 응급외료에 관한 설명　동의의 내용 및 절차)

　　③ 응급의료종사자가 의사결정능력이 없는 응급환자의 법정대리인으로부터 동의를 얻지 못하였으나 응급환자에게 반드시 응급의료가 필요하다고 판단되는 때에는 의료인 1명 이상의 동의를 얻어 응급의료를 할 수 있다.

027 응급구조사가 현장에 도착해 보니 환자는 의사결정능력이 없었다. 이때 동행한 법정대리인은 응급환자에게 제공하려는 응급의료에 관하여 동의하지 아니하고 있으나 이 환자는 반드시 응급의료가 필요한 것으로 판단되는 응급환자이다. 이때 응급구조사가 취할 적절한 조치는?

① 지체 없이 응급의료를 하여야 한다.

② 응급실 전담의에게 환자를 인계한다.

③ 경찰에게 신고하고 응급처치를 한다.

④ 동행한 자에게 설명한 후 응급처치를 한다.

⑤ 의료인 1인 이상의 동의를 얻어 응급의료를 할 수 있다.

[정답] ⑤

[해설] 규칙 제3조 응급의료에 관한 설명·동의의 내용 및 절차)

　　③ 응급의료종사자가 의사결정능력이 없는 응급환자의 법정대리인으로부터 동의를 얻지 못하였으나 응급환자에게 반드시 응급의료가 필요하다고 판단되는 때에는 의료인 1명 이상의 동의를 얻어 응급의료를 할 수 있다.

028 응급의료종사자가 응급환자에게 응급의료에 관하여 설명하고 동의를 얻지 않아도 되는 경우는?

① 응급환자가 장애자인 경우

② 응급환자가 가족과 동행한 경우

③ 응급환자가 법정대리인과 동행한 경우

④ 응급환자가 의사결정 능력이 없는 경우

⑤ 응급의료가 지체되어도 생명에 위험이 없는 경우

[정답] ④

[해설] 법률 제9조 응급의료의 설명·동의)

　　① 응급의료종사자는 다음 각 호의 어느 하나에 해당하는 경우를 제외하고는 응급환자에게 응급의료에 관하여 설명하고 그 동의를 받아야 한다.

　　1. 응급환자가 의사결정능력이 없는 경우

　　2. 설명 및 동의 절차로 인하여 응급의료가 지체되면 환자의 생명이 위험하여지거나 심신상의 중대한 장애를 가져오는 경우

② 응급의료종사자는 응급환자가 의사결정능력이 없는 경우 법정대리인이 동행하였을 때에는 그 법정대리인에게 응급의료에 관하여 설명하고 그 동의를 받아야 하며, 법정대리인이 동행하지 아니한 경우에는 동행한 사람에게 설명한 후 응급처치를 하고 의사의 의학적 판단에 따라 응급진료를 할 수 있다.

③ 응급의료에 관한 설명·동의의 내용 및 절차 등에 관하여 필요한 사항은 보건복지부령으로 정한다.

029 해당 의료기관의 능력으로는 환자에게 적절한 응급의료를 할 수 없어 다른 의료기관으로 이송하는 경우에 제공하여야 하는 의무기록으로 옳은 것은?

가. 검사가록 등 의무기록	나. 방사선 필름의 사본
다. 응급환자진료의뢰서	라. 간호정보조사지

① 가, 나, 다　　　　② 가, 다　　　　③ 나, 라

④ 라　　　　⑤ 가, 나, 다, 라

[정답] ①

[해설] 규칙 제4조 응급환자의 이송절차 및 의무기록의 이송)

　　응급환자를 이송하는 경우에 제공하여야 하는 의무기록은 다음 각 호와 같다. 1. 별지 제2호서식의 응급환자진료의뢰서 2. 검사기록 등 의무기록과 방사선 필름의 사본 그 밖에 응급환자의 진료에 필요하다고 판단되는 자료

030 응급환자가 아닌 자에 대한 이송기준 및 절차에 관한 설명으로 바르지 않은 것은?

① 필요한 진료내용 및 진료과목 등을 추천하여야 한다.

② 당해 환자가 응급환자에 해당하지 아니하는 이유를 설명해야 한다.

③ 환자 또는 그 법정 대리인 만이 진료에 필요한 의무기록을 요구할 수 있다.

④ 응급실이 아닌 의료시설에 진료를 의뢰하거나 다른 의료기관에 이송할 수 있다.

⑤ 다른 의료기관으로의 이송 시 본인 또는 법정대리인의 동의를 반드시 얻어야 한다.

[정답] ③

[해설] 법률 제11조 응급환자의 이송)

　　① 의료인은 해당 의료기관의 능력으로는 응급환자에 대하여 적절한 응급의료를 할 수 없

다고 판단한 경우에는 지체 없이 그 환자를 적절한 응급의료가 가능한 다른 의료기관으로 이송하여야 한다.

② 의료기관의 장은 제1항에 따라 응급환자를 이송할 때에는 응급환자의 안전한 이송에 필요한 의료기구와 인력을 제공하여야 하며, 응급환자를 이송받는 의료기관에 진료에 필요한 의무기록(醫務記錄)을 제공하여야 한다.

③ 의료기관의 장은 이송에 든 비용을 환자에게 청구할 수 있다.

④ 응급환자의 이송절차, 의무기록의 이송 및 비용의 청구 등에 필요한 사항은 보건복지부령으로 정한다.

031 해당 의료기관의 능력으로는 응급환자에 대하여 적절한 응급의료를 할 수 없다고 판단하여 당해 의료기관의 구급차로 응급의료가 가능한 다른 의료기관으로 이송하였다. 이때 환자에게 청구할 수 있는 이송에 소요되는 비용으로 옳은 것은?

① 구급차에 의한 이송처치료
② 구급차 탑승의료인에 대한 비용
③ 해당 의료기관에서 발생한 처치료
④ 응급질환에 따라 책정된 처치료
⑤ 구급차의 왕복거리에 의한 비용

[정답] ①

[해설] 규칙 제5조 이송비용의 청구)

의료기관의 장이 법 제11조제3항의 규정에 따라 환자에게 청구할 수 있는 이송에 소요되는 비용은 당해 의료기관의 구급차를 사용한 경우에 그 구급차에 의한 이송처치료를 말한다.

032 응급의료에 대한 국가 및 지방자치단체의 책임으로 옳은 것은?

| 가. 응급의료의 제공 | 나. 응급의료 연차별 시행계획 |
| 다. 응급의료계획에 대한 협조 | 라. 응급의료 기본계획 |

① 가, 나, 다   ② 가, 다   ③ 나, 라
④ 라   ⑤ 가, 나, 다, 라

[정답] ⑤

[해설] 법률 제4장(국가 및 지방자치단체의 책임)

응급의료에 대한 국가 및 지방자치단체의 책임은 응급의료의 제공, 응급의료기본계획 및 연차별 시행계획, 지역응급의료시행계획, 응급의료계획에 대한 협조, 중앙응급의료위원회 및 시ㆍ도응급의료위원회조직 등이다.

033 응급의료에 관한 법률에서 정하고 있는 국가 및 지방자치단체의 책임으로 옳지 않은 것은?

① 응급의료의 제공
② 응급의료 통신망의 구축
③ 응급의료계획의 수립ㆍ시행
④ 구조 및 응급처치교육의 실시
⑤ 응급환자가 아닌 자에 대한 조치

[정답] ⑤

[해설] 법률 제4장(국가 및 지방자치단체의 책임)

응급의료에 대한 국가 및 지방자치단체의 책임은 응급의료의 제공, 응급의료기본계획 및 연차별 시행계획, 지역응급의료시행계획, 응급의료계획에 대한 협조, 중앙응급의료위원회 및 시ㆍ도응급의료위원회조직 등이다.

034 응급의료기본계획을 수립하는 기관장으로 옳은 것은?

① 병원장
② 국무총리
③ 시ㆍ도지사
④ 응급의료기관장
⑤ 보건복지부장관

[정답] ⑤

[해설] 법률 제13조의2(응급의료기본계획 및 연차별 시행계획)

① 보건복지부장관은 제13조 응급의료의 제공)에 따른 업무를 수행하기 위하여 제13조의5에 따른 중앙응급의료위원회의 심의를 거쳐 응급의료기본계획(이하 "기본계획"이라 한다)을 5년마다 수립하여야 한다.

035 응급의료기본계획은 몇 년 마다 수립하는가?

① 1년　　　　② 3년　　　　③ 5년　　　　④ 7년　　　　⑤ 9년

[정답] ③

[해설] 법률 제13조의2(응급의료기본계획 및 연차별 시행계획)

① 보건복지부장관은 제13조 응급의료의 제공)에 따른 업무를 수행하기 위하여 제13조의5에 따른 중앙응급의료위원회의 심의를 거쳐 응급의료기본계획(이하 "기본계획"이라 한다)을 5년마다 수립하여야 한다.

036 응급의료기본계획에 포함되는 사항으로 옳은 것은?

> 가. 국민의 안전한 생활환경 조성을 위한 사항
> 나. 응급의료의 효과적인 제공을 위한 사항
> 다. 기본계획의 효과적 달성을 위한 사항
> 라. 응급의료의 질적 수준 개선을 위한 사항

① 가, 나, 다　　② 가, 다　　③ 나, 라　　④ 라　　⑤ 가, 나, 다, 라

[정답] ⑤

[해설] 법률 제13조의2(응급의료기본계획 및 연차별 시행계획)

② 기본계획은 다음 각 호의 사항을 포함하여야 한다.

1. 국민의 안전한 생활환경 조성을 위한 다음 각 목의 사항

가. 국민에 대한 응급처치 및 응급의료 교육·홍보 계획

나. 생활환경 속의 응급의료 인프라 확충 계획

다. 응급의료의 평등한 수혜를 위한 계획

2. 응급의료의 효과적인 제공을 위한 다음 각 목의 사항

가. 민간 이송자원의 육성 및 이송체계의 개선 계획

나. 응급의료기관에 대한 평가·지원 및 육성 계획

다. 응급의료 인력의 공급 및 육성 계획

라. 응급의료정보통신체계의 구축·운영 계획

마. 응급의료의 질적 수준 개선을 위한 계획

바. 재난 등으로 다수의 환자 발생 시 응급의료 대비·대응 계획

3. 기본계획의 효과적 달성을 위한 다음 각 목의 사항

가. 기본계획의 달성목표 및 그 추진방향

나. 응급의료제도 및 운영체계에 대한 평가 및 개선방향

다. 응급의료재정의 조달 및 운용

라. 기본계획 시행을 위한 중앙행정기관의 협조 사항

037 응급의료기본계획에 반드시 포함되어야 하는 사항은?

가. 응급의료 자원의 분포 및 운영 현황
나. 응급의료제도 및 운영체계에 대한 평가 및 개선방향
다. 기본계획의 달성 및 그 추진방향
라. 응급의료기금의 운용계획

① 가, 나, 다　　② 가, 다　　③ 나, 라　　④ 라　　⑤ 가, 나, 다, 라

[정답] ①

[해설] 문제 036번 참조

038 응급의료기본계획에 포함되는 '국민의 안전한 생활환경 조성을 위한 사항'으로 옳은 것은?

① 응급의료 인력의 공급 및 육성 계획

② 응급의료의 평등한 수혜를 위한 계획

③ 응급의료의 질적 수준 개선을 위한 계획

④ 응급의료기관에 대한 평가 · 지원 및 육성 계획

⑤ 민간 이송자원의 육성 및 이송체계의 개선 계획

[정답] ②

[해설] 법률 제13조의2(응급의료기본계획 및 연차별 시행계획)

② 기본계획은 다음 각 호의 사항을 포함하여야 한다.

1. 국민의 안전한 생활환경 조성을 위한 다음 각 목의 사항

가. 국민에 대한 응급처치 및 응급의료 교육 · 홍보 계획

나. 생활환경 속의 응급의료 인프라 확충 계획

다. 응급의료의 평등한 수혜를 위한 계획

039 응급의료기본계획이 확정되었을 때 통보를 받을 수 있는 기관장으로 옳은 것은?

가. 특별시장 나. 광역시장 다. 도지사 라. 특별자치시장

① 가, 나, 다   ② 가, 다   ③ 나, 라

④ 라   ⑤ 가, 나, 다, 라

[정답] ⑤

[해설] 법률 제13조의2(응급의료기본계획 및 연차별 시행계획)

　③ 보건복지부장관은 기본계획을 확정한 때에는 지체 없이 이를 관계 중앙행정기관의 장과 특별시장·광역시장·특별자치시장·도지사·특별자치도지사(이하 "시·도지사"라 한다)에게 통보하여야 한다.

040 응급의료기본계획에 따른 '지역응급의료시행계획'은 몇 년마다 수립하게 되는가?

① 매년   ② 2년   ③ 3년

④ 4년   ⑤ 5년

[정답] ①

[해설] 법률 제13조의3(지역응급의료시행계획)

　① 시·도지사는 기본계획에 따라 매년 지역응급의료시행계획을 수립하여 시행하여야 한다.

041 지역응급의료시행계획의 제출기일로 옳은 것은?

① 매년 1월 31일까지   ② 매년 3월 31일까지   ③ 매년 6월 30일까지

④ 매년 10월 31일까지   ⑤ 매년 12월 31일까지

[정답] ⑤

[해설] 시행령 제5조 지역응급의료시행계획의 평가 등)

　① 법 제13조의3(지역응급의료시행계획)제2항에 따른 평가를 위하여 특별시장·광역시장·특별자치시장·도지사 및 특별자치도지사(이하 "시·도지사"라 한다)는 법 제13조의3제1항에 따라 수립한 다음 해의 지역응급의료시행계획을 매년 12월 31일까지 보건복지부장관에게 제출하여야 한다.

042 지역응급의료시행계획 시행결과의 제출기일로 옳은 것은?

① 매년 1월 말일까지　　② 매년 2월 말일까지　　③ 매년 3월 말일까지

④ 매년 6월 말일까지　　⑤ 매년 12월 말일까지

[정답] ②

[해설] 시행령 제5조 지역응급의료시행계획의 평가 등)

　　② 법 제13조의3(지역응급의료시행계획)제2항에 따른 평가를 위하여 시 · 도지사는 지난해
　　　의 지역응급의료시행계획 시행결과를 매년 2월 말일까지 보건복지부장관에게 제출하여
　　　야 한다.

043 지역응급의료위원회의 위원으로 임명 또는 위촉 될 수 있는 자로 옳은 것은?

가. 응급의료기관을 대표하는 자 나. 시 · 도의 응급의료에 관련된 업무를 담당하는 공무원 다. 시민단체를 대표하는 자 라. 응급의료에 관하여 학식과 경험이 풍부한자

① 가, 나, 다　　　　② 가, 다　　　　③ 나, 라

④ 라　　　　　　　⑤ 가, 나, 다, 라

[정답] ⑤

[해설] 시행령 제7조 시 · 도응급의료위원회의 설치 등)

　　① 법 제13조의6제1항에 따른 시 · 도응급의료위원회(이하 "시 · 도위원회"라 한다)는 위원
　　　장 1명과 부위원장 1명을 포함한 10명 이내의 위원으로 구성한다.

　　② 위원장 및 부위원장은 위원중에서 시 · 도지사가 임명하고, 위원은 다음 각호의 자중에
　　　서 시 · 도지사가 임명 또는 위촉한다.

　　1. 응급의료기관을 대표하는 자

　　2. 응급의료지원센터를 대표하는 자

　　3. 해당 특별시 · 광역시 · 특별자치시 · 도 · 특별자치도(이하 "시 · 도"라 한나) 소방본부
　　　의 구급업무를 담당하는 소방공무원

　　4. 시 · 도의 응급의료에 관련된 업무를 담당하는 공무원

　　5. 「비영리민간단체지원법」 제2조에 따른 비영리민간단체를 대표하는 자

　　6. 응급의료에 관하여 학식과 경험이 풍부한 자

044 지역응급의료위원회에 관한 설명으로 옳지 않은 것은?

① 특별시 · 광역시 · 도에 둔다.

② 시 · 도의 부기관장이 위원장을 맡는다.

③ 시 · 도의 지역계획 및 연차별 실시계획을 심의한다.

④ 응급의료에 관하여 시 · 도지사가 부의하는 사항을 심의한다.

⑤ 위원은 위원장 1인, 부위원장 1인을 포함하여 10인 이내로 한다.

[정답] ②

[해설] 문제 043번 참조

045 지역응급의료위원회에 대한 설명으로 옳지 않은 것은?

① 특별시 · 광역시 · 도에 둔다.

② 부위원장은 시 · 도지사가 임명한다.

③ 위원은 시 · 도지사가 임명 또는 위촉한다.

④ 위원은 위원장과 부위원장을 포함하여 10인 이내이다.

⑤ 위원장은 위원 중에서 학식과 덕망이 있는 자를 위원회에서 선출한다.

[정답] ⑤

[해설] 문제 043 참조

046 지역응급의료시행계획을 수립해야 할 의무자는?

① 시 · 도지사

② 보건복지부장관

③ 시장 · 군수 · 구청장

④ 관할 소방서장

⑤ 지역응급의료위원회의 장

[정답] ①

[해설] 법률 제13조의3(지역응급의료시행계획)

① 시 · 도지사는 기본계획에 따라 매년 지역응급의료시행계획을 수립하여 시행하여야 한다.

047 응급의료기본계획의 수립·시행을 위한 응급환자에 관한 자료를 요청할 수 있는 기간으로 옳은 것은?

① 요청일부터 과거 1년간의 자료

② 요청일부터 과거 2년간의 자료

③ 요청일부터 과거 3년간의 자료

④ 요청일부터 과거 4년간의 자료

⑤ 요청일부터 과거 5년간의 자료

[정답] ③

[해설] 시행령 제5조의2(자료의 범위 등)

① 법 제13조의4(응급의료계획에 대한 협조)제1항에 따라 보건복지부장관은 법 제13조의2 제1항에 따른 응급의료기본계획의 수립·시행을 위하여 응급환자에 관한 다음 각 호의 자료를 요청할 수 있다. 이 경우 요청일부터 과거 3년간의 자료에 한정한다.

048 '응급의료기본계획 및 년차별 시행계획'수립을 위해 응급환자에 관해 요청할 수 있는 자료로 옳은 것은?

가. 건강보험 관련 자료	나. 요양급여비용 심사청구 자료
다. 의료급여비용 심사청구 자료	라. 구조·구급활동상황일지

① 가, 나, 다   ② 가, 다   ③ 나, 라

④ 라   ⑤ 가, 나, 다, 라

[정답] ⑤

[해설] 시행령 제5조의2(자료의 범위 등)

① 법 제13조의4(응급의료계획에 대한 협조)제1항에 따라 보건복지부장관은 법 제13조의2 제1항에 따른 응급의료기본계획의 수립·시행을 위하여 응급환자에 관한 다음 각 호의 자료를 요청할 수 있다. 이 경우 요청일부터 과거 3년간의 자료에 한정한다.

1. 「국민건강보험법」 제5조에 따른 가입자·피부양자에 대한 건강보험 관련 자료 및 같은 법 제47조제2항에 따른 요양급여비용 심사청구 자료

2. 「의료급여법」 제11조제2항에 따른 의료급여비용 심사청구 자료

3. 「산업재해보상보험법」 제36조제2항에 따른 보험급여 청구 및 결정 자료

4. 「자동차손해배상 보장법」 제12조제2항에 따른 자동차보험진료수가 청구 자료

5. 「119구조 · 구급에 관한 법률」 제22조제2항에 따른 구조 · 구급활동상황일지

6. 「주민등록법」 제7조제1항에 따른 개인별 및 세대별 주민등록표

7. 「장애인복지법」 제32조제1항에 따른 장애인 등록 자료

8. 「교통안전법」 제51조에 따른 교통사고조사와 관련된 자료 · 통계 또는 정보

049 '응급의료기본계획 및 년차별 시행계획'수립을 위해 응급환자에 관해 요청할 수 있는 자료로 옳은 것은?

가. 장애인 등록 자료	나. 요양급여비용 심사청구 자료
다. 개인별 및 세대별 주민등록표	라. 교통사고조사와 관련된 자료 · 통계

① 가, 나, 다

② 가, 다

③ 나, 라

④ 라

⑤ 가, 나, 다, 라

[정답] ⑤

[해설] 시행령 제5조의2(자료의 범위 등)

① 법 제13조의4(응급의료계획에 대한 협조)제1항에 따라 보건복지부장관은 법 제13조의2 제1항에 따른 응급의료기본계획의 수립 · 시행을 위하여 응급환자에 관한 다음 각 호의 자료를 요청할 수 있다. 이 경우 요청일부터 과거 3년간의 자료에 한정한다.

1. 「국민건강보험법」 제5조에 따른 가입자 · 피부양자에 대한 건강보험 관련 자료 및 같은 법 제47조제2항에 따른 요양급여비용 심사청구 자료

2. 「의료급여법」 제11조제2항에 따른 의료급여비용 심사청구 자료

3. 「산업재해보상보험법」 제36조제2항에 따른 보험급여 청구 및 결정 자료

4. 「자동차손해배상 보장법」 제12조제2항에 따른 자동차보험진료수가 청구 자료

5. 「119구조 · 구급에 관한 법률」 제22조제2항에 따른 구조 · 구급활동상황일지

6. 「주민등록법」 제7조제1항에 따른 개인별 및 세대별 주민등록표

7. 「장애인복지법」 제32조제1항에 따른 장애인 등록 자료

8. 「교통안전법」 제51조에 따른 교통사고조사와 관련된 자료 · 통계 또는 정보

050 '중앙응급의료위원회'를 둘 수 있는 기관으로 옳은 것은?

① 소방청   ② 보건복지부

③ 중앙응급의료센터   ④ 지역응급의료센터

⑤ 시·도소방안전본부

[정답] ②

[해설] 법률 세13조의5(중앙응급의료위원회)

      ① 응급의료에 관한 주요 시책을 심의하기 위하여 보건복지부에 중앙응급의료위원회(이하 "중앙위원회"라 한다)를 둔다.

051 '중앙응급의료위원회'의 당연직으로 옳은 것은?

가. 교육부차관	나. 행정자치부차관
다. 국토교통부차관	라. 보건복지부차관

① 가, 나, 다   ② 가, 다   ③ 나, 라

④ 라   ⑤ 가, 나, 다, 라

[정답] ②

[해설] 법률 제13조의5(중앙응급의료위원회)

      ① 응급의료에 관한 주요 시책을 심의하기 위하여 보건복지부에 중앙응급의료위원회(이하 "중앙위원회"라 한다)를 둔다.

      ② 중앙위원회는 위원장 1명과 부위원장 1명을 포함한 15명 이내의 위원으로 구성한다.

      ③ 중앙위원회의 위원장은 보건복지부장관이 되고 부위원장은 위원 중 위원장이 지명하며 위원은 당연직 위원과 위촉 위원으로 한다.

      ④ 당연직 위원은 다음 각 호의 사람으로 한다.

       1. 기획재정부차관

       2. 교육부차관

       3. 국토교통부차관

       4. 소방청장

       5. 제25조에 따른 중앙응급의료센터의 장

052 응급의료종사자가 아닌 사람 중에서 구조 및 응급처치에 관한 교육을 받아야 하는 사람으로 옳은 것은?

> 가. 구급차등의 운전자
> 나. 보육교사
> 다. 보건교사
> 라. 체육시설에서 안전에 관한 업무에 종사하는 사람

① 가, 나, 다   ② 가, 다   ③ 나, 라   ④ 라   ⑤ 가, 나, 다, 라

[정답] ⑤

[해설] 법률 제14조 구조 및 응급처치에 관한 교육)

① 보건복지부장관 또는 시·도지사는 응급의료종사자가 아닌 사람 중에서 다음 각 호의 어느 하나에 해당하는 사람에게 구조 및 응급처치에 관한 교육을 받도록 명할 수 있다.

1. 구급차등의 운전자
2. 「여객자동차 운수사업법」 제3조제1항에 따른 여객자동차운송사업용 자동차의 운전자
3. 「학교보건법」 제15조에 따른 보건교사
4. 도로교통안전업무에 종사하는 사람으로서 「도로교통법」 제5조에 규정된 경찰공무원등
5. 「산업안전보건법」 제32조제1항 각 호 외의 부분 본문에 따른 안전보건교육의 대상자
6. 「체육시설의 설치·이용에 관한 법률」 제5조 및 제10조에 따른 체육시설에서 의료·구호 또는 안전에 관한 업무에 종사하는 사람
7. 「유선 및 도선 사업법」 제22조에 따른 인명구조요원
8. 「관광진흥법」 제3조제1항제2호부터 제6호까지의 규정에 따른 관광사업에 종사하는 사람 중 의료·구호 또는 안전에 관한 업무에 종사하는 사람
9. 「항공안전법」 제2조제14호 및 제17호에 따른 항공종사자 또는 객실승무원 중 의료·구호 또는 안전에 관한 업무에 종사하는 사람
10. 「철도안전법」 제2조제10호가목부터 라목까지의 규정에 따른 철도종사자 중 의료·구호 또는 안전에 관한 업무에 종사하는 사람
11. 「선원법」 제2조제1호에 따른 선원 중 의료·구호 또는 안전에 관한 업무에 종사하는 사람
12. 「화재예방, 소방시설 설치·유지 및 안전관리에 관한 법률」 제20조에 따른 소방안전관리자 중 대통령령으로 정하는 사람
13. 「국민체육진흥법」 제2조제6호에 따른 체육지도자
14. 「유아교육법」 제22조제2항에 따른 교사

15. 「영유아보육법」 제21조제2항에 따른 보육교사

053 구조 및 응급처치에 대한 교육에 관한 다음 중 바르지 않는 것은?

① 응급의료종사자는 교육 대상자에서 제외된다.

② 교육실시 의무자는 보건복지부장관 또는 시·도지사이다.

③ 간호사 면허를 취득한 양호교사도 교육 대상자가 아니다.

④ 보건복지부장관 또는 시·도지사는 수료증을 교부하여야 한다.

⑤ 수료증을 교부받은 자는 당해 사업장 등에 수료증을 게시하거나 교육받은 사실을 표시할 수 있다.

[정답] ③

[해설] 문제 052번 참조

054 응급의료에 관한 법률에 규정된 구조 및 응급처치에 관한 교육 대상자로 옳지 않은 것은?

① 보건교사

② 산업보건의

③ 구급차등의 운전자

④ 여객자동차운송사업용 자동차의 운전자

⑤ 체육시설에서 의료·구호 또는 안전에 관한 업무에 종사하는 자

[정답] ②

[해설] 문제 052번 참조

055 보건복지부장관과 시·도지사가 응급의료종사자가 아닌 자로서 구조 및 응급처치에 대한 교육을 받게 할 수 있는 교육대상자는?

> 가. 구급차 등의 운전자
> 나. 여객자동차운송사업용 자동차의 운전자
> 다. 도로교통법에 의한 경찰공무원등
> 라. 학교보건법에 의한 일반교사

① 가, 나, 다   ② 가, 다   ③ 나, 라   ④ 라   ⑤ 가, 나, 다, 라

[정답] ①

[해설] 문제 052번 참조

056 보건복지부장관이 응급처치 요령 등의 교육·홍보를 위한 계획을 수립할 때 협의해야 하는 기관장으로 옳은 것은?

① 소방청장

② 시·도지사

③ 중앙응급의료센터장

④ 시·도소방안전본부장

⑤ 지역응급의료센터장

[정답] ①

[해설] 법률 제14조 구조 및 응급처치에 관한 교육)

　②보건복지부장관 및 시·도지사는 대통령령으로 정하는 바에 따라 제4조제1항에 따른 응급처치 요령 등의 교육·홍보를 위한 계획을 매년 수립하고 실시하여야 한다. 이 경우 보건복지부장관은 교육·홍보 계획의 수립 시 소방청장과 협의하여야 한다.

057 응급의료에 관한 법률에 규정된 구조 및 응급처치 교육의 내용이 아닌 것은?

① 기본인명구조술

② 기본환자관리학

③ 응급활동의 원칙 및 요령

④ 응급구조시의 안전수칙

⑤ 응급의료 관련법령

[정답] ②

[해설] 규칙 제6조 구조 및 응급처치교육)

　①보건복지부장관 또는 특별시장·광역시장·특별자치시장·도지사·특별자치도지사(이하 "시·도지사"라 한다)가 법 제14조에 따라 구조 및 응급처치에 관한 교육을 실시하려는 경우 그 교육의 내용(응급활동의 원칙 및 요령, 응급구조시의 안전수칙, 응급의료 관련법령, 기본인명구조술)및 실시방법은 별표 2와 같다. 이 경우 세부적인 사항은 보건복지부장관이 정하여 고시한다.

058 응급의료정보통신망 구축을 시행하는 기관장으로 옳은 것은?

① 소방청장

② 시·도지사

③ 보건복지부장관

④ 시·도소방안전본부장

⑤ 지역응급의료센터장

[정답] ③

[해설] 법률 제15조 응급의료정보통신망의 구축)

① 국가 및 지방자치단체는 국민들에게 효과적인 응급의료를 제공하기 위하여 각종 자료의 수집과 정보 교류를 위한 응급의료정보통신망을 구축하여야 한다.

② 제1항에 따른 응급의료정보통신망의 통신체계 및 운용비용 등에 관하여 필요한 사항은 보건복지부령으로 정한다.

③ 보건복지부장관은 응급의료정보통신망 구축을 위하여 필요한 경우 관계 중앙행정기관의 장 또는 지방자치단체의 장 및 응급의료와 관련된 기관·단체 등에 대하여 정보통신망의 연계를 요구할 수 있다. 이 경우 정보통신망의 연계를 요구받은 관계 중앙행정기관의 장 또는 지방자치단체의 장 및 응급의료와 관련된 기관·단체 등은 특별한 사유가 있는 경우 외에는 이에 응하여야 한다.

059 중앙응급의료센터의 통신체계 운용비용 부담비율로 옳은 것은?

① 국가 및 지방자치단체가 그 2분의 1을 각각 부담

② 국가 및 중앙응급의료센터가 그 2분의 1을 각각 부담

③ 시·도소방안전본부 및 지방자치단체가 그 2분의 1을 각각 부담

④ 중앙응급의료센터 및 지방자치단체가 그 2분의 1을 각각 부담

⑤ 지역응급의료센터 및 지방자치단체가 그 2분의 1을 각각 부담

[정답] ①

[해설] 규칙 제7조 응급의료 통신체계 등)

② 중앙응급의료센터의 통신체계 운용비용은 법 제15조제2항의 규정에 따라 국가 및 지방자치단체가 그 2분의 1을 각각 부담한다.

060 재난 및 해외재난으로부터 국민과 주민의 생명을 보호하기 위한 국가의 비상대응매뉴얼에 포함되어야 할 사항으로 옳은 것은?

> 가. 응급의료체계
> 나. 응급의료 지원 통신체계
> 다. 응급의료 지원에 필요한 물품의 비축과 관리
> 라. 응급의료 지원을 위한 인력의 구성 및 운영

① 가, 나, 다　　② 가, 다　　③ 나, 라　　④ 라　　⑤ 가, 나, 다, 라

[정답] ⑤

[해설] 시행령 제8조의2(비상대응매뉴얼의 내용)

　　① 법 제15조의2(비상대응매뉴얼) 제1항에 따른 국가의 비상대응매뉴얼에는 다음 각 호의
　　　사항이 포함되어야 한다.

　　1. 재난현장에서 응급의료 지원과 관련된 기관별 역할과 지휘체계의 안내
　　2. 재난현장의 응급의료체계
　　3. 재난현장의 응급의료 지원을 위한 인력의 구성 및 운영
　　4. 재난발생시 응급환자의 진료와 응급의료 지원을 중점으로 수행하는 응급의료기관의 시
　　　설·장비 및 인력 현황
　　5. 재난피해자 중 초기에 긴급한 심리치료가 필요한 대상자의 선정 및 심리치료 방법
　　6. 재난현장의 응급의료 지원에 필요한 물품의 비축과 관리
　　7. 재난현장의 응급의료 지원 통신체계
　　8. 재난현장의 응급의료 지원에 대한 교육과 훈련
　　9. 그 밖에 재난유형별 응급의료 지원에 필요한 사항

061 재난 및 해외재난으로부터 국민과 주민의 생명을 보호하기 위한 지방자치단체의 비상대응매뉴얼에 포함되어야 할 사항으로 옳은 것은?

> 가. 응급의료기관의 현황과 비상연락체계
> 나. 응급의료 지원 통신체계 현황 및 관리
> 다. 응급의료 지원에 필요한 장비 편성 및 활용
> 라. 재난피해자 중 초기에 긴급한 심리치료가 필요한 대상자의 선정

① 가, 나, 다　　② 가, 다　　③ 나, 라　　④ 라　　⑤ 가, 나, 다, 라

[정답] ①

[해설] 시행령 제8조의2(비상대응매뉴얼의 내용)

② 법 제15조의2(비상대응매뉴얼) 제1항에 따른 지방자치단체의 비상대응매뉴얼에는 다음 각 호의 사항이 포함되어야 한다.

　1. 재난현장의 응급의료 지원 인력을 편성한 의료기관 현황 및 의료기관별 응급의료 지원 인력의 편성 내용

　2. 재난현장의 응급의료 지원에 필요한 장비 편성 및 활용

　3. 관할 구역의 응급의료기관의 현황과 비상연락체계

　4. 관할 구역의 재난시 응급의료 지원에 필요한 물품의 종류, 수량, 비축 기관 및 관리

　5. 관할 구역의 응급의료 지원 통신체계 현황 및 관리

　6. 재난현장의 응급의료 지원에 대한 교육과 훈련 실시에 필요한 사항

　7. 그 밖에 재난현장의 응급의료 지원을 위하여 지방자치단체의 장이 필요하다고 인정하는 사항

062 비상대응매뉴얼의 교육 대상자로 옳은 것은?

① 면허가 있는 모든 의료인　　　② 소방본부의 응급의료종사자

③ 응급의료기관의 모든 의료인　　④ 응급의료정보센터의 모든 직원

⑤ 응급의료기관의 응급의료종사자

[정답] ⑤

[해설] 시행령 제8조의3(비상대응매뉴얼의 교육 등)

① 법 제15조의2(비상대응매뉴얼)제2항에 따른 비상대응매뉴얼의 교육 대상은 응급의료기관의 응급의료종사자로 하고, 매년 보건복지부장관이 지방자치단체별·직종별로 교육 대상자의 인원수 등을 정하여 고시한다.

063 국가와 지방자치단체의 비상대응매뉴얼 교육 이수시간으로 옳은 것은?

① 매년 6시간 이상　　② 매년 8시간 이상　　③ 매년 10시간 이상

④ 매년 12시간 이상　　⑤ 매년 14시간 이상

[정답] ④

[해설] 시행령 제8조의3(비상대응매뉴얼의 교육 등)

① 법 제15조의2(비상대응매뉴얼)제2항에 따른 비상대응매뉴얼의 교육 대상은 응급의료기관의 응급의료종사자로 하고, 매년 보건복지부장관이 지방자치단체별·직종별로 교육대상자의 인원수 등을 정하여 고시한다.

② 국가와 지방자치단체의 비상대응매뉴얼 교육은 재난현장에서 응급의료와 그 지원에 필요한 기본 교육과 함께 응급의료 실습과정을 포함하여 실시하고, 교육시간은 매년 12시간 이상으로 한다.

064 응급의료기관등의 시설·장비·인력, 업무의 내용 등을 평가할 수 있는 기관장으로 옳은 것은?

① 국무총리   ② 경제부총리

③ 사회부총리   ④ 보건복지부차관

⑤ 보건복지부장관

[정답] ⑤

[해설] 법률 제17조 응급의료기관등에 대한 평가)

　　　① 보건복지부장관은 응급의료기관등의 시설·장비·인력, 업무의 내용·결과 등에 대하여 평가를 할 수 있다. 이 경우 평가 대상이 되는 응급의료기관등의 장은 특별한 사유가 없으면 평가에 응하여야 한다.

065 응급의료기관등에 대한 평가방법으로 옳은 것은?

① 구두평가와 현지평가

② 서면평가와 현지평가

③ 온라인평가와 현지평가

④ 구두평가와 서면평가

⑤ 온라인평가와 서면평가

[정답] ②

[해설] 규칙 제8조 응급의료기관등의 평가방법 및 평가주기 등)

　　　① 보건복지부장관이 법 제17조제1항의 규정에 따라 실시하는 응급의료기관등에 대한 평가는 서면평가와 현지평가로 구분한다.

066 응급의료기관등에 대한 평가에서 현지평가를 실시할 경우로 옳은 것은?

① 의료기관이 현지평가만 요구할 경우

② 응급의료기관등의 요구 등이 있는 경우

③ 서면평가 결과의 확인이 필요 없는 경우

④ 보건복지부 장관이 필요하다고 판단한 경우

⑤ 서면평가 결과 매우 적절하다고 판단된 경우

[정답] ②

[해설] 규칙 제8조 응급의료기관등의 평가방법 및 평가주기 등)

　　　②제1항의 규정에 의한 평가중 서면평가는 매년 모든 응급의료기관등을 대상으로 실시하고, 현지평가는 서면평가 결과의 확인이 필요하거나 응급의료기관등의 요구 등이 있는 경우에 실시한다.

067 재해 등으로 인하여 다수의 환자가 발생하였을 경우 보건복지부장관 또는 시·도지사가 취해야 할 조치로 옳지 않은 것은?

① 중앙행정기관의 장에게 협조를 요청하는 것

② 의료기관의 장에게 의료시설의 제공을 명하는 것

③ 관계기관의 장에게 구조구급장비의 제공을 명하는 것

④ 응급의료종사자에게 응급의료 업무에 종사할 것을 명하는 것

⑤ 구급차 등을 운용하는 자에게 응급환자이송 업무에 종사할 것을 명하는 것

[정답] ③

[해설] 법률 제18조 환자가 여러 명 발생한 경우의 조치)

　　　①보건복지부장관, 시·도지사 또는 시장·군수·구청장(자치구의 구청장을 말한다. 이하 같다)은 재해 등으로 환자가 여러 명 발생한 경우에는 응급의료종사자에게 응급의료 업무에 종사할 것을 명하거나, 의료기관의 장 또는 구급차등을 운용하는 자에게 의료시설을 제공하거나 응급환자 이송 등의 업무에 종사할 것을 명할 수 있으며, 중앙행정기관의 장 또는 관계 기관의 장에게 협조를 요청할 수 있다.

　　　②응급의료종사자, 의료기관의 장 및 구급차등을 운용하는 자는 정당한 사유가 없으면 제1항에 따른 명령을 거부할 수 없다.

　　　③환자가 여러 명 발생하였을 때 인명구조 및 응급처치 등에 필요한 사항은 대통령령으로 정한다.

068 시 · 도지사가 다수의 환자가 발생한 사실을 알게 되거나 보고를 받은 때 보고해야하는 기관장으로 옳은 것은?

① 시 · 도 보건소장　　② 보건복지부장관　　③ 보건복지부차관
④ 중앙응급의료센터장　　⑤ 시 · 도소방안전본부장

[정답] ②

[해설] 시행령 제9조 다수의 환자발생에 대한 인명구조 및 응급처치)

　　② 시 · 도지사 또는 시장 · 군수 · 구청장(자치구 구청장을 말한다. 이하 같다)은 다수의 환자가 발생한 사실을 알게 되거나 보고를 받은 때에는 지체없이 보건복지부장관에게 이를 보고하여야 한다.

069 다수의 환자가 발생한 때에는 사고 발생 일부터 사고수습 종료일까지 매일 1일 활동상황을 누구에게 보고하여야 하는가?

가. 소방청장	나. 시장, 군수, 구청장
다. 시 · 도지사	라. 보건복지부장관

① 가, 나, 다　　② 가, 다　　③ 나, 라　　④ 라　　⑤ 가, 나, 다, 라

[정답] ④

[해설] 문제 068번 참조

070 다수의 환자가 발생한 때 구청장이 보건복지부장관에게 보고할 시기로 옳은 것은?

① 매일　　② 2일에 한번　　③ 3일에 한번
④ 환자 발생이 급증할 때　　⑤ 환자 발생이 더 이상 없을 때

[정답] ①

[해설] 시행령 제9조 다수의 환자발생에 대한 인명구조 및 응급처치)

　　③ 시 · 도지사 또는 시장 · 군수 · 구청장은 다수의 환자가 발생한 때에는 사고 발생일부터 사고수습 종료일까지 매일 1일 활동상황을 보건복지부장관에게 보고하여야 하며, 사고수습이 종료된 경우에는 지체없이 종합보고를 하여야 한다.

071 응급의료기금의 수입과 지출에 관한 사무를 행하게 하기 위하여 보건복지부장관이 임명하는 공무원은?

가. 기금수입징수관	나. 기금재무관
다. 기금지출관	라. 기금출납공무원

① 가, 나, 다   ② 가, 다   ③ 나, 라
④ 라   ⑤ 가, 나, 다, 라

[정답] ⑤

[해설] 시행령 제11조 기금의 회계기관)

　　보건복지부장관은 소속공무원중에서 법 제19조제1항의 규정에 의한 응급의료기금(이하 "기금"이라 한다)의 수입과 지출에 관한 사무를 행하게 하기 위하여 기금수입징수관 · 기금재무관 · 기금지출관 및 기금출납공무원을 임명한다.

072 응급의료기금의 관리 · 운용에 관한 사항 중 대지급업무를 위탁할 수 있는 기관으로 옳은 것은?

① 한국은행   ② 보건복지부   ③ 시 · 도 보건소
④ 중앙응급의료센터   ⑤ 건강보험심사평가원

[정답] ⑤

[해설] 시행령 제12조 기금업무의 위탁)

　　① 보건복지부장관은 법 제19조 응급의료기금의 설치 및 관리 · 운용)제2항에 따라 기금의 관리 · 운용에 관한 사항 중 법 제21조 기금의 조성) 제1호에 따른 미수금의 대지급(代支給)업무를 「국민건강보험법」 제62조에 따른 건강보험심사평가원(이하 "심사평가원"이라 한다)에 위탁하여 한다.

073 응급의료기금입무의 위딕기관은?

① 보건복지가족부   ② 지역응급의료위원회   ③ 건강보험심사평가원
④ 국민연금관리공단   ⑤ 응급의료기금운영위원회

[정답] ③

① 보건복지부장관은 법 제19조 응급의료기금의 설치 및 관리 · 운용)제2항에 따라 기금의 관리 · 운용에 관한 사항 중 법 제21조 기금의 조성) 제1호에 따른 미수금의 대지급(代支給)업무를 「국민건강보험법」 제62조에 따른 건강보험심사평가원(이하 "심사평가원"이라 한다)에 위탁하여 한다.

074 응급의료기금의 조성 재원으로 옳은 것은?

가. 응급의료와 관련되는 기관의 출연금
나. 응급의료와 관련되는 단체의 기부금
다. 정부의 출연금
라. 의료사고로 인해 징수한 과징금

① 가, 나, 다　　　　② 가, 다　　　　③ 나, 라
④ 라　　　　⑤ 가, 나, 다, 라

[정답] ①

[해설] 법률 제20조 기금의 조성)

① 기금은 다음 각 호의 재원으로 조성한다.

1. 「국민건강보험법」에 따른 요양기관의 업무정지를 갈음하여 보건복지부장관이 요양기관으로부터 과징금으로 징수하는 금액 중 「국민건강보험법」에 따라 지원하는 금액
2. 응급의료와 관련되는 기관 및 단체의 출연금 및 기부금
3. 정부의 출연금
4. 그 밖에 기금을 운용하여 생기는 수익금

075 응급의료기금의 사용 용도로 옳은 것은?

가. 응급의료종사자의 양성
나. 응급의료에 관한 교육 · 홍보 사업
다. 응급의료를 위한 조사 · 연구 사업
라. 자동심장충격기 등 응급장비의 구비 지원

① 가, 나, 다　　② 가, 다　　③ 나, 라　　④ 라　　⑤ 가, 나, 다, 라

[정답] ⑤

[해설] 법률 제21조 기금의 사용) 기금은 다음 각 호의 용도로 사용한다.

1. 응급환자의 진료비 중 제22조에 따른 미수금의 대지급(代支給)
2. 응급의료기관등의 육성 · 발전과 의료기관의 응급환자 진료를 위한 시설 등의 설치에 필요한 자금의 융자 또는 지원
3. 응급의료 제공체계의 원활한 운영을 위한 보조사업
4. 대통령령으로 정하는 재해 등이 발생하였을 때의 의료 지원
5. 구조 및 응급처치 요령 등 응급의료에 관한 교육 · 홍보 사업
6. 응급의료의 원활한 제공을 위한 자동심장충격기 등 응급장비의 구비 지원
7. 응급의료를 위한 조사 · 연구 사업
8. 기본계획 및 지역응급의료시행계획의 시행 지원
9. 응급의료종사자의 양성 등 지원

076 응급의료기금의 사용 용도로 옳지 않은 것은?

① 재해 등의 발생시의 응급복구 지원
② 응급환자의 진료비중 미수금에 대한 지불
③ 응급의료를 위한 조사연구사업 및 홍보사업
④ 응급의료기관의 육성 발전에 필요한 자금의 지원
⑤ 응급환자 진료를 위한 시설 등의 설치에 필요한 자금의 융자

[정답] ①

[해설] 문제 075번 참조

077 응급의료기금의 사용용도는?

> 가. 응급환자의 진료비중 미수금에 대한 대불
> 나. 응급의료체계의 원활한 운영을 위한 보조사업
> 다. 응급의료를 위한 조사연구사업
> 라. 대통령이 정하는 재해 등의 발생시의 의료지원

① 가, 나, 다　　② 가, 다　　③ 나, 라　　④ 라　　⑤ 가, 나, 다, 라

[정답] ⑤

[해설] 문제 075번 참조

078 응급의료기금의 관리 · 운용계획에 계상하여 사용할 수 있는 기금관리에 소요되는 비용으로 보기 어려운 것은?

① 응급의료기금운영위원회의 운영 경비

② 대불금의 구상 등과 관련된 소송비용

③ 응급의료정보센터의 통신체계 운용비용

④ 기금의 관리 · 운용에 소요되는 행정소모품비

⑤ 미수금 심사와 대불금의 구상 등에 소요되는 인건비 및 여비

[정답] ③

[해설] 문제 075번 참조

079 응급의료기금의 사용 용도로 보기 어려운 것은?

① 응급환자의 진료비중 미수금에 대한 대불

② 응급의료를 위한 조사연구사업 및 홍보사업

③ 응급의료종사자의 양성과 응급이송수단의 확보

④ 대통령령이 정하는 재해 등의 발생시의 의료지원

⑤ 응급의료 제공체계의 원활한 운영을 위한 보조사업

[정답] ③

[해설] 문제 075번 참조

080 미수금을 대지급한 경우 청구할 수 있는 상환의무자로 옳지 않은 자는?

① 응급환자 본인

② 응급환자 배우자

③ 응급환자 배우자의 부모

④ 응급환자의 1촌의 직계혈족

⑤ 응급환자의 1촌의 직계혈족의 배우자

[정답] ③

[해설] 법률 제21조 대지급금의 구상)

　　　심사평가원장은 법 제22조제2항에 따라 미수금을 대지급한 경우에는 지체없이 그 대지급

금 전액에 대하여 법 제22조제4항에 따라 응급환자 본인과 그 배우자, 응급환자의 1촌의 직계혈족 및 그 배우자 또는 다른 법령에 의한 진료비부담 의무자(이하 "상환의무자"라 한다)에게 일정한 기간을 정하여 이를 납부하도록 청구하여야 한다. 이 경우 상환의무자의 신청에 따라 12월의 범위내에서 분할하여 납부하게 할 수 있다.

081 미수금 대지급 납부의 경우 분할 가능한 기간은?
① 3개월   ② 6개월   ③ 9개월
④ 12개월   ⑤ 24개월

[정답] ④

[해설] 법률 제21조 대지급금의 구상)

심사평가원장은 법 제22조제2항에 따라 미수금을 대지급한 경우에는 지체없이 그 대지급금 전액에 대하여 법 제22조제4항에 따라 응급환자 본인과 그 배우자, 응급환자의 1촌의 직계혈족 및 그 배우자 또는 다른 법령에 의한 진료비부담 의무자(이하 "상환의무자"라 한다)에게 일정한 기간을 정하여 이를 납부하도록 청구하여야 한다. 이 경우 상환의무자의 신청에 따라 12월의 범위내에서 분할하여 납부하게 할 수 있다.

082 응급환자 진료 과정에서 발생하는 미수금이란?
① 구급차 이용에 관한 응급환자 본인이 부담하여야 하는 금액
② 응급의료를 제공받고 응급환자 본인이 부담하여야 하는 금액
③ 응급의료를 제공받고 응급환자 본인이 부담하여야 하는 보험금액
④ 응급실 내에서 제공받은 약물에 대해 응급환자 본인이 부담하여야 하는 금액
⑤ 구급차 이용 중 제공받은 약물에 대해 응급환자 본인이 부담하여야 하는 금액

[정답] ②

[해설] 법률 제22조 미수금의 대지급)

① 의료기관과 구급차 등을 운용하는 자는 응급환자에게 응급의료를 제공하고 그 비용을 받지 못하였을 때에는 그 비용 중 응급환자 본인이 부담하여야 하는 금액(이하 "미수금"이라 한다)에 대하여는 기금관리기관의 장(기금의 관리·운용에 관한 업무가 위탁되지 아니한 경우에는 보건복지부장관을 말한다. 이하 이 조 및 제22조의2에서 같다)에게 대신 지급하여 줄 것을 청구할 수 있다.

083 미수금 대불에 대한 설명 중 바르지 않은 것은?

① 미수금 대불청구는 건강보험심사평가원에게 한다.

② 미수금 대불의 범위는 의료기관의 응급비용과 이송처치료이다.

③ 국가 또는 지방자치단체는 대불에 필요한 비용을 보조할 수 있다.

④ 미수금의 대불청구는 진료종료일 또는 이송종료일부터 3년 이내에 하여야 한다.

⑤ 다른 법령에 의하여 응급의료비용의 일부라도 지급 받는 자는 대불 대상이 아니다.

[정답] ⑤

[해설] 규칙 제10조 미수금 대지급의 청구방법)

　　① 의료기관과 구급차등을 운용하는 자는 법 제22조 및 「응급의료에 관한 법률 시행령」
　　　(이하 "영"이라 한다) 제20조제1항에 따라 미수금에 대한 대지급을 받고자 하는 경우에
　　　는 별지 제4호서식의 응급환자진료비(이송처치료)미수금대지급청구서에 다음 각 호의
　　　서류를 첨부하여 건강보험심사평가원장에게 제출하여야 한다.

시행령 제19조 미수금 대지급의 범위) 법 제22조에 따른 미수금 대지급의 범위는 다음 각
호의 비용중 응급환자 본인이 부담하여야 하는 비용으로 한다.

　1. 의료기관의 응급의료비용

　2. 구급차등을 운용하는 자의 법 제24조에 따른 이송처치료(의료기관이 구급차등을 운용
　　하는 경우는 제외한다)

제22조 미수금의 대지급)

③ 국가나 지방자치단체는 제2항에 따른 대지급에 필요한 비용을 기금관리기관의 장에게
　보조할 수 있다.

시행령 제20조 미수금 대지급의 청구 및 심사 절차)

① 의료기관과 구급차등을 운용하는 자가 법 제22조제1항에 따라 미수금의 대지급을 받으
　려는 경우에는 보건복지부령으로 정하는 바에 따라 심사평가원장에게 미수금의 대지급
　청구를 하여야 한다.

② 제1항에 따른 미수금의 대지급 청구는 진료종료일 또는 이송종료일부터 3년 이내에 하
　여야 한다.

084 대불금 구상에 관한 설명으로 옳지 않은 것은?

① 상환 기간은 1년의 범위내 이다.

② 이 경우 상환의무자의 신청에 의하여 분할하여 납부하게 할 수 있다.

③ 분할납부의 경우에는 1월 이내의 납부기간을 정하여 독촉장을 발부하여야 한다.

④ 상환의무자가 기간내에 대불금을 납부하지 아니하는 경우에는 지체없이 3월 이내의 납 부 기간을 정하여 독촉장을 발부하여야 한다.

⑤ 응급의료기금운영위원회의 장은 미수금을 대불한 경우에는 즉시 대불금 전액에 대하여 응급환자 본인, 부양의무자 또는 다른 법령에 의한 진료비부담 의무자로 하여금 이를 납부하도록 하여야 한다.

[정답] ⑤

[해설] 응급의료에관한법률 제5장 재정(19조~24조)

085 미수금 대불에 관한 설명으로 옳지 않는 것은?

① 미수금 대불청구는 건강보험심사평가원에게 한다.

② 의료기관과 구급차등을 운용하는 자가 대불을 청구할 수 있다.

③ 미수금 대불의 범위는 의료기관의 응급비용과 이송처치료이다.

④ 국가 또는 지방자치단체는 대불에 필요한 비용을 보조할 수 있다.

⑤ 대통령령이 정하는 상환이 불가능한 대불금에 대하여 결손처분 할 수 없다.

[정답] ⑤

[해설] 응급의료에관한법률 제5장 재정(19조~24조)

086 구상권의 시효로 옳은 것은?

① 1년   ② 2년   ③ 3년

④ 4년   ⑤ 5년

[정답] ③

[해설] 법률 제22조의3(구상권의 시효)

　　① 제22조제4항에 따른 대지급금에 대한 구상의 권리는 그 대지급금을 청구할 수 있는 날부터 3년 동안 행사하지 아니하면 소멸시효가 완성된다.

087 응급의료수가의 지급기준을 정하는 기관장으로 옳은 것은?

① 병원장   ② 보건소장   ③ 보건복지부장관

④ 기획재정부장관   ⑤ 응급의료정보센터장

[정답] ③

[해설] 법률 제23조 응급의료수가의 지급기준)

      ① 응급의료수가(應急醫療酬價)의 지급기준은 보건복지부장관이 정한다.

      ② 보건복지부장관은 제1항에 따른 응급의료수가의 지급기준을 정할 때 제17조에 따른 응급의료기관에 대한 평가 결과를 반영하여 응급의료수가에 차등(差等)을 둘 수 있다.

088 이송처치료에 관한 내용이다. ( )안에 옳은 내용은?

> • 구급차등을 운용하는 자는 구급차등의 이용자로부터 이송처치료 외에 별도의 비용을 ( ).

① 추가할 수 있다.   ② 청구할 수 있다.

③ 받을 수 있다.   ④ 받아서는 아니 된다.

⑤ 추가해서는 아니 된다.

[정답] ④

[해설] 법률 제24조 이송처치료)

      ① 구급차등을 운용하는 자가 구급차등을 이용하여 응급환자 등을 이송하였을 때에는 보건복지부령으로 정하는 이송처치료를 그 응급환자로부터 받을 수 있다.

      ② 구급차등을 운용하는 자는 구급차등의 이용자로부터 제1항에 따른 이송처치료 외에 별도의 비용을 받아서는 아니 된다.

089 이송처치료에서 할증요금의 산정으로 옳은 것은?

① 기본요금에 20% 가산   ② 추가요금에 20% 가산

③ 기본요금에 30% 가산   ④ 기본 및 추가요금에 각각 10% 가산

⑤ 기본 및 추가요금에 각각 20% 가산

[정답] ⑤

[해설] 규칙 제11조 관련 별표 3 00:00~04:00사이의 할증요금은 기본 및 추가요금에 각각 20% 가산

090 중앙응급의료센터의 역할로 옳은 것은?

> 가. 응급의료 관련 연구
> 나. 응급의료종사자에 대한 교육훈련
> 다. 응급의료 통신망 및 응급의료 전산망의 관리·운영
> 라. 응급환자 이송 구급차에 대한 병원안내

① 가, 나, 다　　　　② 가, 다　　　　③ 나, 라
④ 라　　　　　　　⑤ 가, 나, 다, 라

[정답] ①

[해설] 법률 제25조 중앙응급의료센터)

　①보건복지부장관은 응급의료에 관한 다음 각 호의 업무를 수행하게 하기 위하여 「의료
　　법」 제3조의3에 따른 종합병원(이하 "종합병원"이라 한다) 중에서 중앙응급의료센터를
　　지정할 수 있다.

　1. 응급의료기관등에 대한 평가 및 질을 향상시키는 활동에 대한 지원

　2. 응급의료종사자에 대한 교육훈련

　3. 제26조에 따른 권역응급의료센터 간의 업무조정 및 지원

　4. 응급의료 관련 연구

　5. 국내외 재난 등의 발생 시 응급의료 관련 업무의 조정 및 그에 대한 지원

　6. 응급의료 통신망 및 응급의료 전산망의 관리·운영과 그에 따른 업무

　7. 그 밖에 보건복지부장관이 정하는 응급의료 관련 업무

091 중앙응급의료센터의 업무로 옳지 않은 것은?

① 응급환자 진료

② 응급의료관련 연구

③ 응급의료종사자에 대한 교육훈련

④ 권역응급의료센터에 대한 평가

⑤ 대형재해 등의 발생시 응급의료 관련업무 조정 및 지원

[정답] ①

[해설] 법률 제25조 중앙응급의료센터)

　　①보건복지부장관은 응급의료에 관한 다음 각 호의 업무를 수행하게 하기 위하여 「의료
　　법」 제3조의3에 따른 종합병원(이하 "종합병원"이라 한다) 중에서 중앙응급의료센터를

지정할 수 있다.

1. 응급의료기관등에 대한 평가 및 질을 향상시키는 활동에 대한 지원

2. 응급의료종사자에 대한 교육훈련

3. 제26조에 따른 권역응급의료센터 간의 업무조정 및 지원

4. 응급의료 관련 연구

5. 국내외 재난 등의 발생 시 응급의료 관련 업무의 조정 및 그에 대한 지원

6. 응급의료 통신망 및 응급의료 전산망의 관리 · 운영과 그에 따른 업무

7. 그 밖에 보건복지부장관이 정하는 응급의료 관련 업무

② 중앙응급의료센터 지정의 기준 · 방법 및 절차 등에 관하여 필요한 사항은 보건복지부령
으로 정한다.

092 응급의료기관 지정권자가 옳게 연결된 것은?

가. 권역외상센터 – 보건복지부장관
나. 전문응급의료센터 – 시장 · 군수 · 구청장
다. 지역응급의료센터 – 시 · 도지사
라. 정신질환자응급의료센터 – 시 · 도지사

① 가, 나, 다   ② 가, 다   ③ 나, 라   ④ 라   ⑤ 가, 나, 다, 라

[정답] ②

[해설] 규칙 제13조 권역응급의료센터의 지정기준 · 방법 및 절차)

① 보건복지부장관은 법 제26조에 따라 권역응급의료센터를 지정하고자 하는 경우에는 의
료자원의 분포, 주민의 생활권, 주민의 수 등을 감안하여 별표 5의 응급의료권역 및 권역
응급의료센터 적정개소 수에 따라 지정한다.

규칙 제17조 지역응급의료센터의 지정기준 · 방법 및 절차)

① 시 · 도지사는 법 제30조의 규정에 따라 지역응급의료센터를 지정하고자 하는 경우에는
주민의 접근시간을 고려하여 적정한 분포가 이루어지도록 다음 각호의 기준에 따라 지
정하여야 한다. 다만, 주민의 생활권, 의료자원의 분포 등 불가피한 사유로 인하여 기준
을 초과하여 지역응급의료센터를 지정할 필요가 있는 경우에는 법 제3조의3제1항의 규
정에 의한 지역응급의료위원회의 심의를 거쳐 이를 지정할 수 있다.

1. 특별시 및 광역시 : 인구 100만명당 1개소

2. 도 : 인구 50만명당 1개소

093 충청북도의 경우 인구수 당 지역응급의료센터의 지정기준으로 옳은 것은?

① 인구 50만명당 1개소

② 인구 80만명당 1개소

③ 인구 100만명당 1개소

④ 인구 120만명당 1개소

⑤ 인구 150만명당 1개소

[정답] ①

[해설] 규칙 제17조 지역응급의료센터의 지정기준·방법 및 절차)

　　① 시·도지사는 법 제30조의 규정에 따라 지역응급의료센터를 지정하고자 하는 경우에는 주민의 접근시간을 고려하여 적정한 분포가 이루어지도록 다음 각호의 기준에 따라 지정하여야 한다. 다만, 주민의 생활권, 의료자원의 분포 등 불가피한 사유로 인하여 기준을 초과하여 지역응급의료센터를 지정할 필요가 있는 경우에는 법 제3조의3제1항의 규정에 의한 지역응급의료위원회의 심의를 거쳐 이를 지정할 수 있다.

　　1. 특별시 및 광역시 : 인구 100만명당 1개소

　　2. 도 : 인구 50만명당 1개소

094 권역응급의료센터의 수행 업무로 옳은 것은?

| 가. 경증응급환자 중심의 진료 |
| 나. 재난 대비 및 대응 등을 위한 거점병원 |
| 다. 전국의 응급의료종사자에 대한 교육·훈련 |
| 라. 권역 내 의료기관에서 이송되는 중증응급환자에 대한 수용 |

① 가, 나, 다　　　　　　② 가, 다　　　　　　③ 나, 라

④ 라　　　　　　　　　⑤ 가, 나, 다, 라

[정답] ③

[해설] 법률 제26조 권역응급의료센터의 지정)

　　① 보건복지부장관은 응급의료에 관한 다음 각 호의 업무를 수행하게 하기 위하여 「의료법」 제3조의4에 따른 상급종합병원 또는 같은 법 제3조의3에 따른 300병상을 초과하는 종합병원 중에서 권역응급의료센터를 지정할 수 있다.

1. 중증응급환자 중심의 진료

2. 재난 대비 및 대응 등을 위한 거점병원으로서 보건복지부령으로 정하는 업무

3. 권역(圈域) 내에 있는 응급의료종사자에 대한 교육 · 훈련

4. 권역 내 다른 의료기관에서 제11조에 따라 이송되는 중증응급환자에 대한 수용

5. 그 밖에 보건복지부장관이 정하는 권역 내 응급의료 관련 업무

095 권역응급의료센터를 지정하고자 하는 경우 감안하여야 할 사항으로 옳은 것은?

가. 주민의 수	나. 의료자원의 분포
다. 주민의 생활권	라. 주민의 소득수준

① 가, 나, 다   ② 가, 다   ③ 나, 라

④ 라   ⑤ 가, 나, 다, 라

[정답] ①

[해설] 규칙 제13조 권역응급의료센터의 지정기준 · 방법 및 절차)

① 보건복지부장관은 법 제26조에 따라 권역응급의료센터를 지정하고자 하는 경우에는 의료자원의 분포, 주민의 생활권, 주민의 수 등을 감안하여 별표 5의 응급의료권역 및 권역응급의료센터 적정개소 수에 따라 지정한다.

096 권역응급의료센터의 응급구조사 인력기준으로 옳은 것은?

① 인력규정이 없다

② 구급차 1대당 각 2인이상

③ 구급차 2대당 각 3인 이상

④ 구급차 2대당 각 5인 이상

⑤ 구급차 1대당 각 1인 이상

[정답] ②

[해설] 규칙 제13조 권역응급의료센터의 지정기준 · 방법 및 절차)

①보건복지부장관은 법 제26조에 따라 권역응급의료센터를 지정하고자 하는 경우에는 의료자원의 분포, 주민의 생활권, 주민의 수 등을 감안하여 별표 5(2.개별기준의 나. 인력기준)의 응급의료권역 및 권역응급의료센터 적정개소 수에 따라 지정한다.

097 권역응급의료센터의 응급환자 진료구역내 병상수 기준으로 옳은 것은?

① 최소 10병상 이상　　② 최소 20병상 이상　　③ 최소 30병상 이상

④ 최소 40병상 이상　　⑤ 최소 50병상 이상

[정답] ③

[해설] 규칙 제13조 권역응급의료센터의 지정기준 · 방법 및 절차)

　　① 보건복지부장관은 법 제26조에 따라 권역응급의료센터를 지정히고자 하는 경우에는 의료자원의 분포, 주민의 생활권, 주민의 수 등을 감안하여 별표 5(2.개별기준의 가. 시설기준)의 응급의료권역 및 권역응급의료센터 적정개소 수에 따라 지정한다.

098 응급의료지원센터장이 응급의료기관장과 구급차등을 운용하는 자에게 요청할 수 있는 응급의료에 관한 정보로 옳은 것은?

① 월별 구급차 이송건수

② 응급실의 인력 · 규모 · 시설 등

③ 년 간 응급실 중환자 이송건수

④ 응급환자 수술 가능 의료인 수

⑤ ECMO(체외막산소화장치) 구비여부

[정답] ②

[해설] 시행령 제24조 응급의료지원센터에 대한 응급의료기관등의 정보제공)

　　① 법 제28조제1항의 규정에 따라 응급의료지원센터의 장이 응급의료기관의 장과 구급차등을 운용하는 자에게 요청할 수 있는 응급의료에 관한 정보는 다음과 같다.

　　1. 중환자실 및 · 의료기구 및 장비

　　2. 구급차등의 편성 · 장비 및 운영인력

　　3. 응급실 근무자, 당직응급의료종사자, 응급실의 사용가능 병상수

　　4. 법 제11조에 따라 의료인이 응급환자의 이송을 결정하기 전에 응급의료지원센터의 장에게 다른 의료기관과의 협의를 요청한 경우 협의를 위하여 다른 의료기관에 제공한 환자의 주요증상, 활력징후, 검사결과 등에 관한 정보

　　5. 그 밖에 응급의료와 관련된 주요의료시설, 의료장비, 응급수술 가능질환, 응급환자의 수용 및 이송 현황 등에 대하여 응급의료지원센터의 장이 필요하다고 인정하여 요구하는 사항

099 지역별 응급의료지원센터의 업무로 옳지 않은 것은?

① 지역 내 응급의료종사자에 대한 교육훈련

② 지역 내 응급의료기관 간 업무조정 및 지원

③ 응급의료에 관한 각종 정보의 관리 및 제공

④ 지역 내 중증응급환자의 진료에 관한 지원

⑤ 지역 내 응급의료의 질 향상 활동에 관한 지원

[정답] ④

[해설] 법률 제27조 응급의료지원센터의 설치 및 운영)

　　① 보건복지부장관은 응급의료를 효율적으로 제공할 수 있도록 응급의료자원의 분포와 주민의 생활권을 고려하여 지역별로 응급의료지원센터를 설치·운영하여야 한다.

　　② 응급의료지원센터의 업무는 다음 각 호와 같다.

　　1. 응급의료에 관한 각종 정보의 관리 및 제공

　　2. 지역 내 응급의료종사자에 대한 교육훈련

　　3. 지역 내 응급의료기관 간 업무조정 및 지원

　　4. 지역 내 응급의료의 질 향상 활동에 관한 지원

　　5. 지역 내 재난 등의 발생 시 응급의료 관련 업무의 조정 및 지원

100 응급의료지원센터의 설치·운영권자는?

① 보건복지부장관

② 지역응급의료센터의 장

③ 건강보험심사평가원장

④ 권역응급의료센터의 장

⑤ 중앙응급의료센터의 장

[정답] ①

[해설] 법률 제27조 응급의료지원센터의 설치 및 운영)

　　① 보건복지부장관은 응급의료를 효율적으로 제공할 수 있도록 응급의료자원의 분포와 주민의 생활권을 고려하여 지역별로 응급의료지원센터를 설치·운영하여야 한다.

101 전문응급의료센터에서 치료하고자 하는 환자로 옳은 것은?

가. 소아환자	나. 화상환자
다. 독극물중독환자	라. 감염질환환자

① 가, 나, 다   ② 가, 다   ③ 나, 라

④ 라   ⑤ 가, 나, 다, 라

[정답] ①

[해설] 법률 제29조 전문응급의료센터의 지정)

　　①보건복지부장관은 소아환자, 화상환자 및 독극물중독환자 등에 대한 응급의료를 위하여 중앙응급의료센터, 권역응급의료센터, 지역응급의료센터 중에서 분야별로 전문응급의료센터를 지정할 수 있다.

102 전문응급의료센터의 분야별 종류로 옳지 않은 것은?

① 화상센터   ② 소아센터   ③ 독극물센터

④ 심혈관센터   ⑤ 정신건강센터

[정답] ⑤

[해설] 규칙 제16조 전문응급의료센터의 지정기준 · 방법 및 절차) ①법 제29조의 규정에 의한 분야별 전문응급의료센터의 지정기준은 별표 6과 같다. 전문응급의료센터의 분야별 종류에는 화상센터, 심혈관센터, 독극물센터, 소아센터가 있다.

103 특별시 및 광역시에서 지역응급의료센터를 지정하고자 하는 경우 센터 1개소 당 인구 수로 옳은 것은?

① 30만 명   ② 50만 명   ③ 70만 명

④ 100만 명   ⑤ 150만 명

[정답] ④

[해설] 규칙 제17조 지역응급의료센터의 지정기준 · 방법 및 절차)

　　①시 · 도지사는 법 제30조의 규정에 따라 지역응급의료센터를 지정하고자 하는 경우에는 주민의 접근시간을 고려하여 적정한 분포가 이루어지도록 다음 각호의 기준에 따라 지

정하여야 한다. 다만, 주민의 생활권, 의료자원의 분포 등 불가피한 사유로 인하여 기준을 초과하여 지역응급의료센터를 지정할 필요가 있는 경우에는 법 제3조의3제1항의 규정에 의한 지역응급의료위원회의 심의를 거쳐 이를 지정할 수 있다.

1. 특별시 및 광역시 : 인구 100만명당 1개소
2. 도 : 인구 50만명당 1개소

104 외상환자의 응급의료를 위한 권역외상센터를 지정할 수 있는 기관으로 옳지 않은 것은?

① 전문응급의료센터　　　② 지역응급의료센터　　　③ 중앙응급의료센터
④ 응급의료정보센터　　　⑤ 권역응급의료센터

[정답] ④

[해설] 법률 제30조의2(권역외상센터의 지정)

① 보건복지부장관은 외상환자의 응급의료에 관한 다음 각 호의 업무를 수행하게 하기 위하여 중앙응급의료센터나 권역응급의료센터, 전문응급의료센터 및 지역응급의료센터 중 권역외상센터를 지정할 수 있다.

1. 외상환자의 진료
2. 외상의료에 관한 연구 및 외상의료표준의 개발
3. 외상의료를 제공하는 의료인의 교육훈련
4. 대형 재해 등의 발생 시 응급의료 지원
5. 그 밖에 보건복지부장관이 정하는 외상의료 관련 업무

105 권역외상센터의 지정기준에 관한 내용이다. (　)안의 숫자로 옳은 것은?

• 권역외상센터를 지정하려는 경우에는 시·도별로 (　)개소를 지정하는 것을 원칙으로 한다.

① 1　　　　　② 2　　　　　③ 3
④ 4　　　　　⑤ 5

[정답] ①

[해설] 규칙 제17조의2(권역외상센터의 요건 및 지정기준 등)

① 보건복지부장관은 법 제30조의2에 따라 권역외상센터를 지정하려는 경우에는 시 · 도별로 1개소를 지정하는 것을 원칙으로 하되, 주민의 생활권, 외상환자의 발생 수 등을 감안하여 추가로 지정할 수 있다.

106 권역응급의료센터의 지정권자를 바르게 설명한 것은?

① 시 · 도지사

② 보건복지부장관

③ 시장 · 군수 · 구청장

④ 보건복지부장관이 시 · 도지사와 협의하여

⑤ 시 · 도지사가 지역응급의료위원회의 심의를 거쳐

[정답] ④

[해설] 응급의료에관한법률 제6장 응급의료기관등

107 권역응급의료센터가 반드시 갖추어야하는 시설기준으로 볼 수 없는 것은?

① 간호사실　　　　　　　　　② 응급구조사실

③ 회의실 및 도서실　　　　　④ 중환자실의 병상

⑤ 응급의료정보센터

[정답] ②

[해설] 응급의료에관한법률 제6장 응급의료기관등

108 지역응급의료기관의 지정대상이 되는 의료기관으로 옳은 것은?

가. 종합병원	나. 보건의료원
다. 병원	라. 요양병원

① 가, 나, 다　　　　② 기, 다　　　　③ 나, 라

④ 라　　　　⑤ 가, 나, 다, 라

[정답] ②

[해설] 응급의료에관한법률 제6장 응급의료기관등

109 반드시 비상진료체계를 갖추어야하는 기관으로 볼 수 없는 것은?

① 종합병원　　　　　② 권역응급의료센터　　　③ 전문응급의료센터

④ 지역응급의료센터　　⑤ 지역응급의료기관

[정답] ①

[해설] 응급의료에관한법률 제6장 응급의료기관등

110 당직의료기관의 지정에 대한 설명으로 옳지 않는 것은?

① 지정대상은 응급의료기관이다.

② 지정권자는 보건복지부장관 및 시 · 도지사이다.

③ 시 · 군 · 구별로 의료기관의 신청을 받아 지정하여야 한다.

④ 지정목적은 공휴일 또는 야간에 발생하는 응급환자의 응급의료를 위한 것이다.

⑤ 지정신청을 하는 의료기관이 충분하지 아니한 경우에는 지정신청을 한 의료기관외의 의료
기관을 당직의료기관으로 직접 지정할 수 있다.

[정답] ①

[해설] 응급의료에관한법률 제6장 응급의료기관등

111 응급의료정보센터의 설치운영권자는?

① 보건복지부장관　　　② 정보통신부장관　　　③ 관할 소방서장

④ 대한적십자사총재　　⑤ 당해 지방자치단체의 장

[정답] ①

[해설] 응급의료에관한법률 제6장 응급의료기관등

112 응급환자의 중증도 분류를 할 수 있는 응급의료종사자로 옳은 것은?

가. 간호사	나. 1급 응급구조사
다. 응급실 전담 의사	라. 2급 응급구조사

① 가, 나, 다　　② 가, 다　　③ 나, 라　　④ 라　　⑤ 가, 나, 다, 라

[정답] ①

[해설] 규칙 제18조의3(응급환자의 중증도 분류)

① 중앙응급의료센터의 장, 권역응급의료센터의 장 및 지역응급의료센터의 장은 응급환자에 대한 신속한 진료와 의료자원의 우선배정을 위하여 응급실 전담 의사, 간호사 및 1급 응급구조사에게 응급환자를 중증도에 따라 분류하도록 하여야 한다.

113 2급응급구조사가 1급응급구조사로 되기 위한 조건으로 옳은 것은?

① 응급구조사의 업무에 1년 이상 종사

② 응급구조사의 업무에 2년 이상 종사

③ 응급구조사의 업무에 3년 이상 종사

④ 종합병원 수술실에서 2년 이상 종사

⑤ 소방청에서 재난업무에 3년 이상 종사

[정답] ③

[해설] 법률 제36조 응급구조사의 자격)

① 응급구조사는 업무의 범위에 따라 1급 응급구조사와 2급 응급구조사로 구분한다.

② 1급 응급구조사가 되려는 사람은 다음 각 호의 어느 하나에 해당하는 사람으로서 보건복지부장관이 실시하는 시험에 합격한 후 보건복지부장관의 자격인정을 받아야 한다.

1. 대학 또는 전문대학에서 응급구조학을 전공하고 졸업한 사람

2. 보건복지부장관이 정하여 고시하는 기준에 해당하는 외국의 응급구조사 자격인정을 받은 사람

3. 2급 응급구조사로서 응급구조사의 업무에 3년 이상 종사한 사람

114 1년 이내의 기간을 정하여 응급구조사 양성기관의 양성업무 정지를 명하거나 지정을 취소할 수 있는 자는?

① 시 · 도지사   ② 관할 소방서장

③ 보건복지부장관   ④ 행정자치부장관

⑤ 지역응급의료위원회의 장

[정답] ③

[해설] 시행령 제25조 응급구조사의 양성과정)

① 법 제36조제3항제1호의 규정에 의한 응급구조사 양성과정은 강의 · 실습 및 실무수습과

정으로 구분하고, 각 과정에 따른 교육과목 및 시간은 보건복지부령으로 정한다.

② 제1항의 규정에 의한 양성과정을 이수할 수 있는 자는 「초·중등교육법」 제2조제4호의 규정에 의한 고등학교 졸업자(당해 연도 졸업예정자를 포함한다) 또는 이와 동등 이상의 학력이 있는 자로 한다.

③ 양성기관의 장은 보건복지부령이 정하는 바에 따라 양성과정을 이수중인 자의 학력·경력 및 자격에 따라 제1항의 규정에 의한 교육과목 및 시간의 일부를 감면하여 실시할 수 있다.

115 응급구조사 자격증의 분실 또는 훼손으로 사용할 수 없게 된 경우 재교부 신청기관장으로 옳은 것은?

① 시·도지사　　　② 교육부장관　　　　　　　③ 보건복지부차관
④ 보건복지부장관　　⑤ 한국보건의료인국가시험원

[정답] ④

[해설] 법률 제36조의2(응급구조사 자격증의 교부 등)

　① 보건복지부장관은 제36조제2항 또는 제3항에 따른 응급구조사시험에 합격한 사람에게 응급구조사 자격증을 교부하여야 한다. 다만, 자격증 교부 신청일 기준으로 제37조에 따른 결격사유에 해당하는 사람에게는 자격증을 교부해서는 아니 된다.

　② 제1항에 따라 응급구조사 자격증을 교부받은 사람은 응급구조사 자격증의 분실 또는 훼손으로 사용할 수 없게 된 경우에는 보건복지부장관에게 재교부 신청을 할 수 있다.

116 응급구조사의 자격증 재교부 사유를 바르게 조합된 것은?

가. 자격취소처분을 받은 경우	나. 자격증이 헐어 못쓰게 된 경우
다. 자격정지처분을 받은 경우	라. 자격증을 잃어버린 경우

① 가, 나, 다　　② 가, 다　　③ 나, 라　　④ 라　　⑤ 가, 나, 다, 라

[정답] ③

[해설] 법률 제36조의2(응급구조사 자격증의 교부 등)

　② 제1항에 따라 응급구조사 자격증을 교부받은 사람은 응급구조사 자격증의 분실 또는 훼손으로 사용할 수 없게 된 경우에는 보건복지부장관에게 재교부 신청을 할 수 있다.

117 응급구조사의 취업상황신고에 관한 내용이다. A와 B의 내용으로 옳은 것은?

> • 응급구조사는 자격증을 발급받은 날부터 (A)이 되는 해의 (B)까지 그 실태와 취업상황을 보건복지부장관에게 신고하여야 한다.

	①	②	③	④	⑤
A	매 2년	매 2년	매 3년	매 3년	매 5년
B	6월 30일	12월 31일	6월 30일	12월 31일	12월 31일

[정답] ④

[해설] 시행령 제26조의2(응급구조사 실태와 취업상황 신고)

① 응급구조사는 법 제36조의3제1항에 따라 응급구조사 자격증을 발급받은 날부터 매 3년이 되는 해의 12월 31일까지 그 실태와 취업상황을 보건복지부장관에게 신고하여야 한다.

118 응급구조사시험의 합격자결정에 관한 내용이다. A와 B의 내용으로 옳은 것은?

> • 필기시험의 매 과목 (A) 이상을 득점하고, 실기시험에 합격한 자중 전과목 총점의 (B) 이상을 득점한 자

	①	②	③	④	⑤
A	20%	30%	40%	40%	60%
B	40%	40%	50%	60%	40%

[정답] ④

[해설] 규칙 제26조 응급구조사시험의 범위 및 과목 등)

① 법 제36조제5항의 규정에 의한 응급구조사시험은 필기시험 및 실기시험으로 구분하여 별표 12의 시험과목과 시험방법으로 실시한다.

② 제1항의 규정에 의한 응급구조사시험의 합격자결정은 필기시험의 매 과목 40퍼센트 이상을 득점하고, 실기시험에 합격한 자중 전과목 총점의 60퍼센트 이상을 득점한 자를 합격자로 한다.

119 응급구조사의 시험시행과 장소공고에 관한 내용이다. A, B의 기일로 옳은 것은?

• 응급구조사시험을 실시하고자 하는 때에는 시험 시행에 필요한 사항을 시험실시 (A)까지 공고하여야 한다. 다만, 시험장소는 응시인원이 확인된 후 시험실시 (B)까지 공고할 수 있다.

	①	②	③	④	⑤
A	30일전	60일전	90일전	90일전	100일전
B	10일전	20일전	30일전	40일전	60일전

[정답] ③

[해설] 규칙 제27조 응급구조사시험의 시행 등)

① 시험관리기관의 장은 응급구조사시험을 실시하고자 하는 때에는 보건복지부장관의 승인을 받아 시험일시, 시험장소, 시험과목, 응시원서의 제출기간 그 밖에 시험 시행에 필요한 사항을 시험실시 90일전까지 공고하여야 한다. 다만, 시험장소는 응시인원이 확인된 후 시험실시 30일 전까지 공고할 수 있다.

120 응급구조사가 될 수 없는 경우로 옳은 것은?
① 마약 · 대마 또는 향정신성의약품 중독자
② 대통령령으로 정하는 양성과정을 마친 경우
③ 대학에서 응급구조학을 전공하고 졸업한 경우
④ 재수로 인해 응급구조사국가시험에 재 응시한 경우
⑤ 2급 응급구조사로서 응급구조사의 업무에 3년 이상 종사한 경우

[정답] ①

[해설] 법률 제37조 결격사유)

다음 각 호의 어느 하나에 해당하는 사람은 응급구조사가 될 수 없다.

1. 「정신건강증진 및 정신질환자 복지서비스 지원에 관한 법률」 제3조제1호에 따른 정신질환자. 다만, 전문의가 응급구조사로서 적합하다고 인정하는 사람은 그러하지 아니하다.
2. 마약 · 대마 또는 향정신성의약품 중독자

3. 피성년후견인 · 피한정후견인

4. 다음 각 목의 어느 하나에 해당하는 법률을 위반하여 금고 이상의 실형을 선고받고 그
   집행이 끝나지 아니하거나 면제되지 아니한 사람

   가. 이 법

   나. 「형법」 제233조, 제234조, 제268조 의료과실만 해당한다), 제269조, 제270조제1항
      부터 제3항까지, 제317조제1항

   다. 「보건범죄 단속에 관한 특별조치법」, 「지역보건법」, 「국민건강증진법」, 「후
      천성면역결핍증 예방법」, 「의료법」, 「의료기사 등에 관한 법률」, 「시체해부 및
      보존에 관한 법률」, 「혈액관리법」,

121 응급구조사시험의 부정행위로 합격이 무효 된 경우, 응급구조사시험에 응시할 수 없는
기간으로 옳은 것은?

① 1년   ② 2년   ③ 3년   ④ 4년   ⑤ 5년

[정답] ②

[해설] 법률 제38조 부정행위에 대한 제재)

　①부정한 방법으로 응급구조사시험에 응시한 사람 또는 응급구조사시험에서 부정행위를
　한 사람에 대하여는 그 수험을 정지시키거나 합격을 무효로 한다.

　②제1항에 따라 수험이 정지되거나 합격이 무효로 된 사람은 그 처분이 있은 날부터 2년간
　응급구조사시험에 응시할 수 없다.

122 응급구조사가 사고현장에 도착해보니 환자의 상태는 매우 급박하여 즉시 응급처치를
시행 할 상황이었다. 그러나 통신의 불능 등으로 의사의 지시를 받을 수 없는 경우, 2급
응급구조사가 행할 수 있는 응급처치의 범위로 옳은 것은?

① 경미한 처치만 가능하다.

② 모든 응급처치가 가능하다.

③ 1급응급구조사가 시행하는 치료도 가능하다.

④ 환자의 상태에 따라 탄력적으로 처치해야 한다.

⑤ 의사로부터 구체적인 지시를 받지 않고는 응급처치를 행하여서는 안 되므로 지시를 기다
려야 한다.

123 현행법은 응급구조사의 업무범위를 1급과 2급의 자격에 따라 따로 정하고 있다. 다음 중 2급 응급구조사의 업무범위로 옳은 것은?

> 가. 기도기를 이용한 기도유지
> 나. 심폐소생술에 의한 심장 및 폐의 기능유지
> 다. 산소투여에 의한 심장 및 폐의 기능유지
> 라. 쇼크방지용 하의 등을 이용한 혈압의 유지

① 가, 나, 다   ② 가, 다   ③ 나, 라

④ 라   ⑤ 가, 나, 다, 라

[정답] ⑤

[해설] 규칙 제33조 응급구조사의 업무)

법 제41조의 규정에 의한 응급구조사의 업무범위는 별표 14와 같다.

124 응급구조사의 준수사항을 위반한 자에 대한 벌칙은?

① 300만원 이하의 벌금

② 300만원 이하의 과태료

③ 1년 이하의 징역 또는 500만원 이하의 벌금

④ 5년 이상의 징역 또는 2천만원 이하의 벌금

⑤ 3년 이하의 징역 또는 1천만원 이하의 벌금

[정답] ②

[해설] 법률 제39조 응급구조사의 준수 사항)

응급구조사는 응급환자의 안전을 위하여 그 업무를 수행할 때 응급처치에 필요한 의료장비, 무선통신장비 및 구급의약품의 관리·운용과 응급구조사의 복장·표시 등 응급환자 이송·처치에 필요한 사항에 대하여 보건복지부령으로 정하는 사항을 지켜야 한다. [벌칙] 300만원 이하의 과태료

125 응급구조사의 준수사항으로 옳은 것은?

① 구급차내의 장비에 이상이 있을 때에는 정해진 정비시기에 교체하여야 한다.

② 응급처치에 사용한 의료용 소모품은 약품이 구입되는 즉시 보충하여야 한다.

③ 구급차의 무선장비는 출동할 때부터 귀환할 때까지 무선을 개방하여야 한다.

④ 응급환자를 구급차에 탑승시킨 이후에는 즉시 경보기를 울리면서 이동하여야 한다.

⑤ 구급차의 무선장비는 정해진 점검 날짜에 점검하여 통화가 가능한 상태로 유지하여야 한다.

[정답] ③

[해설] 규칙 제32조 관련 별표 13 법 제39조의 규정에 의한 응급구조사의 준수사항은 별표 13과 같다.

　　1. 구급차내의 장비는 항상 사용할 수 있도록 점검하여야 하며, 장비

　　2. 환자의 응급처치에 사용한 의료용 소모품이나 비품은 소속기관으로 귀환하는 즉시 보충하여야하며 유효기간이 지난 의약품 등이 보관되지 아니하도록 하여야 한다.

　　3. 구급차의 무선장비는 매일 점검하여 통화가 가능한 상태로 유지하여야하며 출동할 때부터 귀환할 때까지 무선을 개방하여야 한다.

　　4. 응급환자를 구급차에 탑승시킨 이후에는 가급적 경보기를 울리지 아니하고 이동하여야 한다.

　　5. 응급구조사는 구급차 탑승시 응급구조사의 신분을 알 수 있도록 소속, 성명, 해당 자격 등을 기재한 표식을 상의 가슴에 부착하여야 한다.

126 응급구조사가 의사의 지시를 받지 아니하고 행할 수 있는 경미한 응급처치의 범위로 옳은 것은?

① 산소와 수액투여

② 기관지확장제 흡입

③ 정맥로 확보와 수액투여

④ 1급응급구조사의 업무범위

⑤ 2급응급구조사의 업무범위

[정답] ⑤

[해설] 규칙 세34조 경미한 응급처치)

　　법 제42조 단서의 규정에 따라 응급구조사가 의사의 지시를 받지 아니하고 행할 수 있는 응급처치의 범위는 제33조의 규정에 의한 2급응급구조사의 업무범위와 같다.

127 응급구조사 보수교육 내용으로 옳지 않은 것은?

① 직업윤리   ② 업무 개선

③ 업무 전문성 향상   ④ 이송단 설립에 관한 행정

⑤ 의료 관계 법령의 준수

[정답] ④

[해설] 규칙 제35조 응급구조사의 보수교육)

    ① 법 제43조제1항에 따른 응급구조사 보수교육(이하 "보수교육"이라 한다)은 다음 각 호의 구분에 따라 실시한다.

    1. 보수교육의 내용: 다음 각 목의 사항

    가. 직업윤리

    나. 업무 전문성 향상 및 업무 개선

    다. 의료 관계 법령의 준수

    라. 그 밖에 가목부터 다목까지의 사항에 준하는 것으로서 보건복지부장관이 보수교육에 특히 필요하다고 인정하여 정하는 사항

    2. 보수교육의 대상: 응급구조사 자격을 가지고 해당 자격과 관련된 업무에 종사하고 있는 사람

    3. 보수교육의 방법: 대면교육 또는 정보통신망을 활용한 온라인 교육

128 응급구조사 보수교육에 관한 내용이다. A, B, C에 옳은 내용은?

> • 1년 이상 2년 미만 그 업무에 종사하지 아니한 사람은 (A)시간 이상, 2년 이상 3년 미만 그 업무에 종사하지 아니한 사람은 (B)시간 이상, 3년 이상 그 업무에 종사하지 아니한 사람은 (C)시간 이상의 보수교육을 받아야한다.

	①	②	③	④	⑤
A	4	4	6	6	8
B	6	8	8	10	10
C	8	10	10	12	12

[정답] ③

[해설] 규칙 제35조 응급구조사의 보수교육)

4. 보수교육의 시간: 매년 4시간 이상. 다만, 1년 이상 응급구조사의 업무에 종사하지 아니하다가 다시 그 업무에 종사하는 사람의 경우 그 종사하려는 연도의 교육시간에 관하여는 다음 각 목의 구분에 따른다.

    가. 1년 이상 2년 미만 그 업무에 종사하지 아니한 사람: 6시간 이상

    나. 2년 이상 3년 미만 그 업무에 종사하지 아니한 사람: 8시간 이상

    다. 3년 이상 그 업무에 종사하지 아니한 사람: 10시간 이상

129 응급구조사의 보수교육 시간으로 옳은 것은?

① 매년 2시간 이상

② 매년 3시간 이상

③ 매년 4시간 이상

④ 매년 5시간 이상

⑤ 매년 6시간 이상

[정답] ③

[해설] 문제 128번 참조

130 응급구조사의 보수교육 면제 대상자로 옳은 것은?

① 응급구조사의 보수교육 강사

② 육군에서 해당 업무에 종사하고 있는 사람

③ 해군에서 해당 업무에 종사하고 있는 사람

④ 공군에서 해당 업무에 종사하고 있는 사람

⑤ 해당 연도에 응급구조사 자격을 취득한 사람

[정답] ⑤

[해설] 규칙 제35조 응급구조사의 보수교육)

    ② 다음 각 호의 어느 하나에 해당하는 응급구조사에 대해서는 해당 연도의 보수교육을 면제한다.

      1. 군복무 중인 사람(군에서 해당 업무에 종사하고 있는 사람은 제외한다)

      2. 해당 연도에 응급구조사 자격을 취득한 사람

131 대학 또는 전문대학에서 응급구조학을 전공하는 학생이 의사로부터 구체적인 지시를 받아 응급처치를 할 수 있는 경우로 옳은 것은?

① 해당년도에 국가시험을 치른 경우

② 응급구조 관련 실습을 하고 있는 경우

③ 응급구조 관련 실습학점을 이수한 경우

④ 학점을 모두 이수한 마지막 졸업학기의 경우

⑤ 국가적인 대란을 초래하는 감염질환 확산의 경우

[정답] ②

[해설] 규칙 제35조의2(응급구조학을 전공하는 학생의 응급처치 허용)

　　　법 제43조의2에서 "보건복지부령으로 정하는 경우"란 응급구조 관련 실습을 하는 경우를 말한다.

132 구급차 등의 운용을 위탁할 경우 위탁계약서에 명시하여 작성하여야 내용으로 옳은 것은?

① 구급차등의 차종　　　　　　② 구급차등의 운행지역

③ 구급차등의 구입년도　　　　④ 운용인력의 구급차운영 경력

⑤ 운용인력의 명단 및 자격

[정답] ⑤

[해설] 규칙 제36조 관련 별표 법 제44조제3항의 규정에 의한 구급차 등의 운용위탁에 대한 기준 및 절차 등은 별표 15와 같다.

　　　1. 구급차등의 운용을 위탁한 의료기관과 그 위탁을 받은 자는 위탁 구급차등의 차량번호, 운용인력의 명단 및 자격 등을 위탁계약서에 명시하여 작성하여야 한다.

133 구급차등의 운용을 위탁받은 자가 이를 위탁한 의료기관의 장에게 구급차의 월별 운행 기록을 제출하여야 할 기일로 옳은 것은?

① 매월 5일까지　　　② 매월 10일까지　　　③ 매월 15일까지

④ 매월 20일까지　　　⑤ 매월 말일까지

[정답] ②

[해설] 규칙 제36조 관련 별표 법 제44조제3항의 규정에 의한 구급차 등의 운용위탁에 대한 기준 및

절차 등은 별표 15와 같다.

3. 구급차등의 운용을 위탁받은 자는 이를 위탁한 의료기관의 장에게 위탁 구급차의 월별 운행기록을 매월 10일까지 제출하여야 한다.

134 구급차등 운용자가 구급차등의 말소 통보를 할 수 있는 기관장으로 옳은 것은?

가. 시장	나. 군수	다. 구청장	라. 도지사

① 가, 나, 다　　　　② 가, 다　　　　③ 나, 라

④ 라　　　　⑤ 가, 나, 다, 라

[정답] ①

[해설] 법률 제44조의3(구급차등의 말소신고 등)

　① 제44조제1항제1호의 구급차등 운용자는 구급차등이 다음 각 호의 어느 하나에 해당하는 경우에는 보건복지부령으로 정하는 바에 따라 시장·군수·구청장에게 구급차등의 말소 통보를 하여야 한다.

　1. 「자동차관리법」 제13조, 「항공안전법」 제15조 등 관계 법령에 따라 구급차등의 등록이 말소된 경우

　2. 제46조의2에 따른 운행연한 또는 운행거리가 초과된 경우

135 구급차등의 운용자가 구급차를 말소할 경우로 옳은 것은?

① 운행거리가 초과된 경우

② 구급차 운용을 포기한 경우

③ 구급차 운용인력이 부족한 경우

④ 구급차 운용을 타인에게 양도한 경우

⑤ 교통법규 위반으로 과태료를 부과 받은 경우

[정답] ①

[해설] 문제 134번 참조

136 구급차등의 운용자가 구급차등 운용 통보(신고)서를 제출할 기관장으로 옳은 것은?

가. 시장	나. 군수	다. 구청장	라. 도지사

① 가, 나, 다   ② 가, 다   ③ 나, 라

④ 라   ⑤ 가, 나, 다, 라

[정답] ①

[해설] 규칙 제36조의2(구급차등 운용의 통보 또는 신고 절차 등)

    ① 법 제44조의2제1항 또는 제2항에 따라 구급차등의 운용을 통보 또는 신고하려는 자는 관계 법령에 따라 구급차등을 등록한 후(응급환자이송업의 경우에는 법 제51조에 따라 이송업의 허가를 받은 후를 말한다) 10일 이내에 별지 제15호의5서식의 구급차등 운용 통보(신고)서를 다음 각 호의 구분에 따라 시장·군수·구청장에게 제출해야 한다.

137 구급차등의 운용자가 구급차등을 등록한 후, 운용 통보(신고)서를 제출해야하는 기간으로 옳은 것은?

① 7일 이내   ② 10일 이내   ③ 14일 이내

④ 15일 이내   ⑤ 20일 이내

[정답] ②

[해설] 문제 136번 참조

138 구급차등의 말소 통보 또는 신고에 관한 사항이다. A와 B의 내용으로 옳은 것은?

> • 구청장은 구급차등의 말소 통보 또는 신고에 관한 사항을 구급차등 관리대장에 기록·관리하고, 매년 (A)까지 (B)에게 그 관리대장의 사본을 제출하여야 한다.

	①	②	③	④	⑤
A	1월 31일	3월 31일	6월 30일	9월 30일	12월 31일
B	보건복지부장관	국토교통부장관	소방청장	보건소장	보건복지부장관

[정답] ①

    ① 구급차등의 운용자는 법 제44조의3제1항 각 호의 어느 하나에 해당하는 사실이 발생한 날부터 10일 이내에 별지 제15호의11서식의 구급차등의 운용 말소 통보(신고)서에 다음 각 호의 서류를 첨부하여 시장 · 군수 · 구청장에게 제출하여야 한다.

  1. 통보(신고)확인증, 부착용 통보(신고)확인증

  2. 「자동차등록규칙」 제4조에 따른 자동차등록증 사본, 「선박법 시행규칙」 제23조에 따른 선박등톡 말소확인서 또는 「항공기등록규칙」 제2조에 따른 항공기 등록원부 중 해당하는 서류 1부

    ② 시장 · 군수 · 구청장은 구급차등의 말소 통보 또는 신고에 관한 사항을 별지 제15호의12 서식의 구급차등 관리대장에 기록 · 관리하고, 매년 1월 31일까지 시 · 도지사를 거쳐 보건복지부장관에게 그 관리대장의 사본을 제출하여야 한다.

139　구급차등의 사용 용도로 옳지 않은 것은?

① 응급환자 이송

② 헌혈을 원하는 단체로의 이동

③ 응급의료를 위한 응급의료종사자의 운송

④ 사고 등으로 현장에서 사망한 사람을 의료기관 등에 이송

⑤ 응급의료를 위한 혈액, 진단용 검사대상물 및 진료용 장비 등의 운반

[정답] ②

[해설] 법률 제45조 다른 용도에의 사용 금지)

    ① 구급차등은 다음 각 호의 용도 외에는 사용할 수 없다.

  1. 응급환자 이송

  2. 응급의료를 위한 혈액, 진단용 검사대상물 및 진료용 장비 등의 운반

  3. 응급의료를 위한 응급의료종사자의 운송

  4. 사고 등으로 현장에서 사망하거나 진료를 받다가 사망한 사람을 의료기관 등에 이송

  5. 그 밖에 보건복지부령으로 정히는 용도

140 구급차의 용도 외의 사용 여부를 확인하기 위하여 시·도지사가 구급차의 교통법규 위반사항 확인을 요청할 수 있는 기관장으로 옳은 것은?

① 보건소장 또는 경찰서장

② 경찰서장 또는 소방청장

③ 보건소장 또는 지방경찰청장

④ 지방경찰청장 또는 경찰서장

⑤ 보건소장 또는 보건복지부장관

[정답] ④

[해설] 법률 제45조 다른 용도에의 사용 금지)

③ 시·도지사 또는 시장·군수·구청장은 관할 구역에서 운용되는 구급차의 제1항에 따른 용도 외의 사용 여부를 확인하기 위하여 필요한 경우 지방경찰청장 또는 경찰서장에게 구급차의 교통법규 위반사항 확인을 요청할 수 있다. 이 경우 요청을 받은 지방경찰청장 또는 경찰서장은 정당한 사유가 없으면 이에 따라야 한다.

141 구급자동차의 형태 · 표시 및 내부장치 등에 관한 기준은?

① 국토교통부장관과 협의를 거쳐 보건복지부장관이 정한다.

② 행정안전부장관과 협의를 거쳐 보건복지부장관이 정한다.

③ 보건복지부장관과 행정안전부장관의 공동부령으로 정한다.

④ 보건복지부장관과 국토교통부장관의 공동부령으로 정한다.

⑤ 행정안전부장관과 국토교통부장관의 공동부령으로 정한다.

[정답] ④

[해설] 법률 제46조 구급차등의 기준)

① 구급차등은 환자이송 및 응급의료를 하는 데에 적합하게 설계·제작되어야 한다.

② 구급차의 형태, 표시, 내부장치 등에 관한 기준은 보건복지부와 국토교통부의 공동부령으로 정한다.

142 구급차 등의 세부관리기준으로 옳지 않은 것은?

① 구급차의 연료는 최대주입량의 3분의 1이상인 상태로 유지되어야 한다.

② 환자를 이송하는 경우에는 환자 또는 그 보호자에게 구급차의 이송요금에 관한 사항을 알려야 한다.

③ 구급차등의 통신시설은 응급의료정보센터 및 응급의료기관과 항상 교신이 이루어 질 수 있도록 관리되어야 한다.

④ 구급차 등이 깆추어아 할 항목은 의료장비, 구급의약품 및 통신장비로서 이는 항상 사용 가능한 상태로 유지되어야 한다.

⑤ 구급차등의 운행기록을 기재하는 구급차 운행기록 대장을 비치 · 작성하고 구급차 운용자는 이를 3년간 보관하여야한다.

[정답] ①

[해설] 규칙 제38조 구급차등의 장비 및 관리 등)

　　① 법 제46조의 규정에 의한 구급자동차는 위급의 정도가 중한 응급환자의 이송에 적합하도록 제작된 구급차(이하 "특수구급차"라 한다)와 위급의 정도가 중하지 아니한 응급환자의 이송에 주로 사용되는 구급차(이하 "일반구급차"라 한다)로 구분한다.

　　② 법 제46조의3제1항에 따른 응급의료 전용헬기의 장비 · 의약품 · 환자인계점 관리 등에 관한 기준은 별표 15의2와 같다.

　　③ 법 제47조제1항의 규정에 따라 구급차등에 갖추어야 하는 의료장비 · 구급의약품 및 통신장비의 기준은 별표 16과 같다.

　　④ 법 제47조제2항 및 제4항에 따라 구급차 장착 장비의 기준과 장비장착에 따른 정보 수집 · 보관 · 제출 방법 및 동의 절차에 관한 사항은 별표 16의2와 같다.

　　⑤ 법 제47조제3항에 따라 구급차등에 갖추어야 하는 의료장비 · 구급의약품 · 통신장비 등의 관리와 구급차등에 관한 관리기준은 별표 17(3. 구급차의 연료는 최대주입량의 4분의 1이상인 상태로 유지되어야 한다)과 같다.

143 관할 구역 내 구급차의 운행여건이 원활하지 못한 지역에서 운행연한을 초과한 구급차에 대해 운행연한을 연장할 수 있는 기간으로 옳은 것은?

① 1년의 범위　　　② 1년 6개월의 범위　　　③ 2년의 범위

④ 2년 6개월의 범위　　　⑤ 3년의 범위

[정답] ③

[해설] 법률 제46조의2(구급차 운행연한)

① 구급차는 보건복지부와 국토교통부의 공동부령으로 정하는 운행연한 및 운행거리를 초과하여 운행하지 못한다. 다만, 시장·군수·구청장은 관할 구역 내 구급차의 운행여건 등을 고려하여 보건복지부와 국토교통부의 공동부령으로 정하는 안전성 요건이 충족되는 경우에는 2년의 범위에서 운행연한을 연장할 수 있다.

144 구급차의 제작·조립이 중단되는 부득이한 사유로 구급차의 수급이 현저히 곤란하다고 인정될 때 운행연한을 초과한 구급차에 대해 운행연한을 연장할 수 있는 기간으로 옳은 것은?

① 3개월의 범위 ② 6개월의 범위 ③ 9개월의 범위
④ 1년의 범위 ⑤ 1년 6개월의 범위

[정답] ②

[해설] 법률 제46조의2(구급차 운행연한)

② 시장·군수·구청장은 구급차의 제작·조립이 중단되거나 출고가 지연되는 등 부득이한 사유로 구급차의 수급이 현저히 곤란하다고 인정되는 때에는 보건복지부와 국토교통부의 공동부령으로 정하는 안전성 요건이 충족되는 경우 6개월의 범위에서 제1항에 따른 운행연한을 초과하여 운행하게 할 수 있다.

145 심폐소생술을 위한 응급장비의 구비의무가 있는 공동주택의 세대규모로 옳은 것은?

① 150세대 ② 300세대 ③ 450세대
④ 500세대 ⑤ 650세대

[정답] ④

[해설] 시행령 제26조의4(응급장비의 구비의무가 있는 공동주택 등)

① 법 제47조의2(심폐소생을 위한 응급장비의 구비 등의 의무)제1항제6호에서 "대통령령으로 정하는 규모"란 500세대를 말한다.

146 일반구급차가 반드시 갖추어야 하는 의료장비 등의 시설기준으로 옳은 것은?

① 통신장비

② 인공혈액제제

③ 쇼크방지용하의(MAST)

④ 소독제(과산화수소, 알코올 및 포비돈용액)

⑤ 경부 · 척추 보호대(Cervical, spine-Protector)

[정답] ②

[해설] 규칙 제38조 구급차등의 장비 및 관리 등)

① 법 제46조의 규정에 의한 구급자동차는 위급의 정도가 중한 응급환자의 이송에 적합하도록 제작된 구급차(이하 "특수구급차"라 한다)와 위급의 정도가 중하지 아니한 응급환자의 이송에 주로 사용되는 구급차(이하 "일반구급차"라 한다)로 구분한다.

③ 법 제47조제1항의 규정에 따라 구급차등에 갖추어야 하는 의료장비 · 구급의약품 및 통신장비의 기준은 별표 16과 같다.

147 특수구급차가 반드시 갖추어야 하는 구급의약품으로 옳은 것은?

가. 리도카인	나. 아트로핀	다. 주사용 비마약성진통제	라. 주사용 항히스타민제

① 가, 나, 다   ② 가, 다   ③ 나, 라

④ 라   ⑤ 가, 나, 다, 라

[정답] ⑤

[해설] 규칙 제38조 구급차등의 장비 및 관리 등)

① 법 제46조의 규정에 의한 구급자동차는 위급의 정도가 중한 응급환자의 이송에 적합하도록 제작된 구급차(이하 "특수구급차"라 한다)와 위급의 정도가 중하지 아니한 응급환자의 이송에 주로 사용되는 구급차(이하 "일반구급차"라 한다)로 구분한다.

③ 법 제47조제1항의 규정에 따라 구급차등에 갖추어야 하는 의료장비 · 구급의약품[특수구급차 : 수액제제(인공혈액제제 등)로서 비닐팩에 포장된 것, 리도카인, 아트로핀, 주사용 비마약성진통제, 주사용 항히스타민제, 소독제(과산화수소, 알코올 및 포비돈액, 설하용 니트로글리세린, 흡입용 기관지확장제, 일반구급차 : 수액제제(인공혈액제제 등)로서 비닐팩에 포장된 것, 아트로핀] 및 통신장비의 기준은 별표 16과 같다.

148 특수구급차가 반드시 갖추어야 하는 구급의약품가운데 소독제로 옳은 것은?

가. 페놀 나. 과산화수소 다. 크레졸 비누액 라. 포비돈액

① 가, 나, 다   ② 가, 다   ③ 나, 라

④ 라   ⑤ 가, 나, 다, 라

[정답] ③

[해설] 규칙 제38조 구급차등의 장비 및 관리 등)

　　　③ 법 제47조제1항의 규정에 따라 구급차등에 갖추어야 하는 의료장비 · 구급의약품(수액제제로서 비닐팩에 포장된 것, 리도카인, 아트로핀, 주사용 비마약성진통제, 주사용 항히스타민제, 소독제(과산화수소, 알코올 및 포비돈액, 설하용 니트로글리세린, 흡입용 기관지확장제) 및 통신장비의 기준은 별표 16과 같다.

149 특수구급차 및 일반구급차에 공통으로 구비해야 할 구급의약품으로 옳은 것은?

가. 인공혈액제제 나. 리도카인 다. 아트로핀 라. 니트로글리세린

① 가, 나, 다   ② 가, 다   ③ 나, 라

④ 라   ⑤ 가, 나, 다, 라

[정답] ②

[해설] 문제 147번 참조

150 심폐소생술을 할 수 있는 응급장비 등을 갖추고 있는 공공보건의료기관의 응급장비 점검 횟수로 옳은 것은?

① 매월 1회 이상   ② 매월 2회 이상   ③ 2개월에 1회 이상

④ 3개월에 1회 이상   ⑤ 4개월에 1회 이상

[정답] ①

[해설] 법률 제47조의2(심폐소생을 위한 응급장비의 구비 등의 의무)

　　　① 다음 각 호의 어느 하나에 해당하는 시설 등의 소유자 · 점유자 또는 관리자는 자동심장

충격기 등 심폐소생술을 할 수 있는 응급장비를 갖추어야 한다.

③ 제1항에 따라 응급장비를 설치한 자는 해당 응급장비를 매월 1회 이상 점검하여야 한다.

151 심폐소생술을 위한 응급장비의 구비의무가 있는 곳은 ?

가. 공공보건의료기관	나. 구급차
다. 객차	라. 선박

① 가, 나, 다　　　　　② 가, 다　　　　　③ 나, 라

④ 라　　　　　　　　⑤ 가, 나, 다, 라

[정답] ⑤

[해설] 문제 150번 참조

152 심폐소생을 위한 응급장비의 구비 등의 의무가 있는 철도역사 대합실의 전년도 일일 평균이용객수로 옳은 것은?

① 3천명 이상　　　　② 5천명 이상　　　　③ 1만명 이

④ 1만 5천명 이상　　⑤ 2만명 이상

[정답] ③

[해설] 시행령 제26조의4(응급장비의 구비의무가 있는 공동주택 등)

　　② 법 제47조의2(심폐소생을 위한 응급장비의 구비 등의 의무) 제1항제7호에서 "대통령령으로 정하는 다중이용시설"이란 다음 각 호의 시설을 말한다.

　　1. 철도역사(「대도시권 광역교통 관리에 관한 특별법」 제2조제2호나목에 따른 광역철도 및 「도시철도법」 제2조제2호에 따른 도시철도 구간에 있는 철도역사는 제외한다)의 대합실 중 연면적이 2천제곱미터 이상이거나 전년도 일일 평균이용객수가 1만명 이상인 대합실

　　2. 「여객자동차 운수사업법」 제2조제5호에 따른 여객자동차터미널의 대합실 중 연면적이 2천제곱미터 이상이거나 전년도 일일 평균이용객수가 3천명 이상인 대합실

　　3. 「항만법」 제2조제5호나목(3)에 따른 대합실 중 연면적이 2천제곱미터 이상이거나 전년도 일일 평균이용객수가 1천명 이상인 대합실

153 심폐소생을 위한 응급장비의 구비 등의 의무가 있는 여객자동차터미널 대합실의 전년도 일일 평균이용객수로 옳은 것은?

① 1천명 이상　　　② 2천명 이상　　　③ 3천명 이상

④ 4천명 이상　　　⑤ 5천명 이상

[정답] ③

[해설] 문제 152번 참조

154 응급환자를 이송하거나 이송하기 위하여 출동하는 때에 의사 또는 간호사가 탑승하지 않았을 경우, 구급차에 탑승하여야하는 응급구조사 인원으로 옳은 것은?

① 1인 이상　　　② 2인 이상　　　③ 3인 이상

④ 4인 이상　　　⑤ 5인 이상

[정답] ①

[해설] 규칙 제39조 응급구조사의 배치)

　　　　구급차등의 운용자는 응급환자를 이송하거나 이송하기 위하여 출동하는 때에는 법 제48조의 규정에 따라 그 구급차등에 응급구조사 1인 이상이 포함된 2인 이상의 인원이 항상 탑승하도록 하여야 한다. 다만, 의료법에 의한 의사 또는 간호사가 탑승한 경우에는 응급구조사가 탑승하지 아니할 수 있다

155 응급환자를 이송하거나 이송하기 위하여 출동하는 때에 응급구조사가 탑승하지 않아도 되는 경우로 옳은 것은?

① 간호사가 탑승한 경우

② 보호자가 탑승한 경우

③ 응급구조사가 없는 경우

④ 인명구조대원이 탑승한 경우

⑤ 응급환자가 3인 이상인 경우

[정답] ①

[해설] 문제 154번 참조

156 응급환자 등을 이송하는 자가 응급의료기관의 수용능력을 확인하고, 통보하여야 될 사항으로 옳은 것은?

가. 환자의 연령, 성별 및 상태	나. 출발 예정 시각
다. 현장 및 이송 중 응급처치의 내용	라. 보호자 유무

① 가, 나, 다   ② 가, 다   ③ 나, 라

④ 라   ⑤ 가, 나, 나, 라

[정답] ②

[해설] 규칙 제39조의2(수용능력의 확인 등)

　　① 법 제48조의2(수용능력 확인 등) 제1항에 따라 응급환자 등을 이송하는 자는 전화, 무선통신, 그 밖의 전산망 등을 이용하여 응급의료기관의 수용능력을 확인하고, 다음 각 호의 사항을 통보하여야 한다.

　　　1. 환자의 발생 경위(확인된 경우만 해당한다)

　　　2. 환자의 연령, 성별 및 상태(활력 징후 및 의식 수준을 말한다)

　　　3. 현장 및 이송 중 응급처치의 내용

　　　4. 도착 예정 시각

157 구급차 출동 및 처치내용 기록 등의 작성과 제출에 관한 행정절차이다. (A), (B), (C)의 내용으로 옳은 것은?

• 출동 → 출동사항과 처치내용 기록 → (A)와(과) (B)에게 제출 → B는(은) (C)에(게) 제출

	①	②	③	④	⑤
A	진료의사	진료의사	응급실장	응급실장	병원장
B	구급차운용자	응급실장	병원장	관할소방서장	관할소방서장
C	응급의료지원센터	병원장	응급의료지원센터	소방청	소방청

[정답] ①

[해설] 법률 제49조 출동 및 처치 기록 등)

　　① 응급구조사가 출동한 때에는 보건복지부령으로 정하는 바에 따라 지체 없이 출동 사항과 처치 내용을 기록하고 이를 소속 구급차등의 운용자와 해당 응급환자의 진료의사에

게 제출하여야 한다. 다만, 응급구조사를 갈음하여 의사나 간호사가 탑승한 경우에는 탑승한 의사(간호사만 탑승한 경우에는 탑승 간호사)가 출동 및 처치 기록과 관련한 응급구조사의 임무를 수행하여야 한다.

② 구급차등의 운용자는 구급차등의 운행과 관련하여 보건복지부령으로 정하는 바에 따라 운행기록대장을 작성하여야 한다.

③ 제1항에 따른 기록을 제출받은 구급차등의 운용자는 그 기록을 보건복지부령으로 정하는 바에 따라 그 소재지를 관할하는 응급의료지원센터에 제출하여야 한다.

158 응급구조사등이 작성하여 제출한 출동 및 처치 기록의 보존기간으로 옳은 것은?

① 1년   ② 2년   ③ 3년

④ 4년   ⑤ 5년

[정답] ③

[해설] 규칙 제40조 출동 및 처치기록의 내용 및 방법)

③ 구급차등의 운용자와 의료기관의 장은 제49조 출동 및 처치 기록 등) 제2항에 따라 응급구조사등이 작성하여 제출한 출동사항과 처치내용에 관한 기록을 3년간 보존해야 한다.

159 구청장이 관할 구역에서 운용되는 구급차등의 운용상황과 실태점검을 하는 횟수로 옳은 것은?

① 매년 한 번 이상   ② 매년 두 번 이상   ③ 매년 세 번 이상

④ 매년 네 번 이상   ⑤ 매년 다섯 번 이상

[정답] ①

[해설] 법률 제50조 지도 · 감독)

① 시 · 도지사 또는 시장 · 군수 · 구청장은 관할 구역에서 운용되는 구급차등에 대하여 매년 한 번 이상 구급차등의 운용상황과 실태를 점검하여 그 결과에 따라 시정명령 · 정지명령 등 필요한 조치를 할 수 있다.

② 시 · 도지사 또는 시장 · 군수 · 구청장은 관할 구역 내에 있는 제47조의2제1항 각 호의 시설 등에 대하여 매년 한 번 이상 자동심장충격기 등 심폐소생술을 할 수 있는 응급장비의 구비현황과 관리실태를 점검하여야 하며, 그 결과에 따라 시정명령 등 필요한 조치를 할 수 있다.

160 이송업을 하려는 자의 시설허가기준을 공시하는 기관으로 옳은 것은?

① 보건복지부   ② 국토교통부

③ 보건복지부와 소방청   ④ 국토교통부와 소방청

⑤ 보건복지부와 국토교통부

[정답] ⑤

[해설] 법률 제51조 이송업의 허가 등)

    ① 이송업을 하려는 자는 보건복지부와 국토교통부의 공동부령으로 정하는 시설 등을 갖추어 관할 시·도지사의 허가를 받아야 한다. 이 경우 둘 이상의 시·도에서 영업을 하려는 경우에는 해당 시·도별로 시·도지사의 허가를 받아야 한다.

161 응급환자이송업의 허가를 받은 자가 관할 시·도지사의 변경허가를 받아야 하는 사항으로 옳은 것은?

① 대표자의 변경   ② 영업지역의 변경   ③ 사무소의 명칭변경

④ 사무소의 위치변경   ⑤ 상호의 변경

[정답] ②

[해설] 시행령 제27조 응급환자이송업 허가사항의 변경사항)

    ① 응급환자이송업의 허가를 받은 자가 법 제51조 이송업의 허가 등) 제3항의 규정 에 따라 관할 시·도지사의 변경허가를 받아야 하는 중요한 사항은 다음 각호의 1과 같다.

      1. 영업지역의 변경

      2. 구급차의 증감

162 응급환자이송업의 허가를 받은 자가 관할 시·도지사에게 신고를 해야 하는 사항으로 옳은 것은?

① 구급차의 증가   ② 구급차의 감소   ③ 대표자의 변경

④ 구급대원의 변경   ⑤ 영업지역의 변경

[정답] ③

[해설] 시행령 제27조 응급환자이송업 허가사항의 변경사항)

    ② 응급환자이송업의 허가를 받은 자가 법 제51조 이송업의 허가 등) 제6항에 따라 관할

시 · 도지사에게 신고해야 하는 사항은 다음 각 호와 같다.

1. 대표자 또는 상호의 변경
2. 사무소(분사무소 또는 사업장을 포함한다)의 명칭 및 위치변경

163 구급차등의 운용자가 선임 또는 위촉하여야 할 지도의사로 옳은 것은?

① 관할 응급의료기관에 근무하는 전문의중에서 1인 이상

② 관할 응급의료기관에 근무하는 전문의중에서 2인 이상

③ 관할 응급의료기관에 근무하는 수련의중에서 1인 이상

④ 관할 응급의료기관에 근무하는 수련의중에서 2인 이상

⑤ 지역에 관계없이 응급의료기관에 근무하는 의료인중에서 1인 이상

[정답] ①

[해설] 규칙 제42조 지도의사의 수 및 업무)

① 구급차등의 운용자(법 제44조제1항제2호에 따른 의료기관을 제외한다)는 법 제52조 지
도의사) 제1항에 따라 관할 시 · 도에 소재하는 응급의료기관에 근무하는 전문의중에서
1인 이상을 지도의사로 선임 또는 위촉하여야 한다.

164 구급차등의 운용자가 위촉한 지도의사의 업무로 옳은 것은?

> 가. 이송중인 응급환자에 대한 응급의료 지도
> 나. 응급구조사의 자질향상을 위한 교육 및 훈련
> 다. 응급환자가 의료기관에 도착하기 전까지 행하여진 응급의료에 대한 평가
> 라. 구급차운용과 말소 등에 관한 지휘감독과 행정업무 지도

① 가, 나, 다   ② 가, 다   ③ 나, 라

④ 라   ⑤ 가, 나, 다, 라

[정답] ①

[해설] 규칙 제42조 지도의사의 수 밋 업무)

① 구급차등의 운용자(법 제44조제1항제2호에 따른 의료기관을 제외한다)는 법 제52조 지
도의사) 제1항에 따라 관할 시 · 도에 소재하는 응급의료기관에 근무하는 전문의중에서
1인 이상을 지도의사로 선임 또는 위촉하여야 한다.

② 제1항의 규정에 의한 지도의사의 업무는 다음 각호와 같다.

1. 응급환자가 의료기관에 도착하기 전까지 행하여진 응급의료에 대한 평가

2. 응급구조사의 자질향상을 위한 교육 및 훈련

3. 이송중인 응급환자에 대한 응급의료 지도

165 이송업자로부터 사업을 양수한 사람의 지위승계 신고 기일로 옳은 것은?

① 15일 이내   ② 30일 이내   ③ 45일 이내

④ 60일 이내   ⑤ 75일 이내

[정답] ④

[해설] 법률 제54조 영업의 승계)

    ③ 제1항이나 제2항에 따라 이송업자의 지위를 승계한 자는 60일 이내에 보건복지부령으로 정하는 바에 따라 관할 시·도지사에게 신고하여야 한다.

166 응급환자이송업자가 휴업·폐업 등의 신고를 하고자 할 때 신고 기일로 옳은 것은?

① 휴업·폐업한 날부터 7일 이내

② 휴업·폐업한 날부터 10일 이내

③ 휴업·폐업한 날부터 14일 이내

④ 휴업·폐업한 날부터 20일 이내

⑤ 휴업·폐업한 날부터 30일 이내

[정답] ③

[해설] 규칙 제43조 휴업 등의 신고)

    응급환자이송업자가 법 제53조 휴업 등의 신고)의 규정에 따라 휴업·폐업·재개업의 신고를 하고자 하는 때에는 휴업·폐업 또는 재개업한 날부터 14일 이내에 별지 제22호서식의 응급환자이송업의 휴업·폐업·재개업신고서에 응급환자이송업허가증을 첨부(재개업의 경우를 제외한다)하여 시·도지사에게 제출하여야 한다.

167 응급의료종사자가 업무 중에 응급의료를 요청받았으나 정당한 사유 없이 이를 거부했을 때의 법적 조치로 옳은 것은?

① 면허 또는 자격 취소

② 6개월 이내의 면허 또는 자격 정지

③ 면허 또는 자격을 취소하거나 벌금 5천만원

④ 6개월 이내의 면허 또는 자격 정지나 벌금 5천만원

⑤ 면허 또는 자격을 취소하거나 6개월 이내의 면허 또는 자격 정지

[정답] ⑤

[해설] 법률 제55조 응급의료종사자의 면허 · 자격 정지 등)

　　　① 보건복지부장관은 응급의료종사자가 다음 각 호의 어느 하나(제6조 응급의료의 거부금지 등)에 해당하는 경우에는 그 면허 또는 자격을 취소하거나 6개월 이내의 기간을 정하여 그 면허 또는 자격을 정지시킬 수 있다.

168 응급구조사가 직무상 알게 된 비밀을 누설하거나 공개했을 때의 법적 조치로 옳은 것은?

① 자격 취소

② 6개월 이내의 자격 정지

③ 자격을 취소하거나 벌금 5천만원

④ 6개월 이내의 자격 정지나 벌금 5천만원

⑤ 자격을 취소하거나 6개월 이내의 자격 정지

[정답] ⑤

[해설] 법률 제55조 응급의료종사자의 면허 · 자격 정지 등)

　　　① 보건복지부장관은 응급의료종사자가 다음 각 호의 어느 하나(제40조 비밀 준수 의무)에 해당하는 경우에는 그 면허 또는 자격을 취소하거나 6개월 이내의 기간을 정하여 그 면허 또는 자격을 정지시킬 수 있다.

169 구급차등을 운용하는 자가 구급차등의 이용자로부터 보건복지부령으로 정하는 이송처치료 외에 별도의 비용을 받은 경우의 법적 조치로 옳은 것은?

① 면허 또는 자격 취소₩

② 6개월 이내의 면허 또는 자격 정지

③ 면허 또는 자격을 취소하거나 벌금 5천만원

④ 6개월 이내의 면허 또는 자격 정지나 벌금 5천만원

⑤ 면허 또는 자격을 취소하거나 6개월 이내의 면허 또는 자격 정지

[정답] ⑤

[해설] 법률 제55조 응급의료종사자의 면허 · 자격 정지 등)

　　① 보건복지부장관은 응급의료종사자가 다음 각 호의 어느 하나[제24조 이송처치료)]에 해당하는 경우에는 그 면허 또는 자격을 취소하거나 6개월 이내의 기간을 정하여 그 면허 또는 자격을 정지시킬 수 있다.

170 의료기관의 응급실에서 응급의료종사자를 폭행하여 상해에 이르게 한 사람의 벌칙으로 옳은 것은?

① 3년 이하의 징역 또는 1천만원 이상 5천만원 이하의 벌금

② 5년 이하의 징역 또는 1천만원 이상 5천만원 이하의 벌금

③ 7년 이하의 징역 또는 3천만원 이상 1억원 이하의 벌금

④ 10년 이하의 징역 또는 3천만원 이상 1억원 이하의 벌금

⑤ 10년 이하의 징역 또는 1천만원 이상 1억원 이하의 벌금

[정답] ⑤

[해설] 법률 제60조 벌칙)

　　① 「의료법」 제3조에 따른 의료기관의 응급실에서 응급의료종사자(「의료기사 등에 관한 법률」 제2조에 따른 의료기사와 「의료법」 제80조에 따른 간호조무사를 포함한다)를 폭행하여 상해에 이르게 한 사람은 10년 이하의 징역 또는 1천만원 이상 1억원 이하의 벌금에 처하고, 중상해에 이르게 한 사람은 3년 이상의 유기징역에 처하며, 사망에 이르게 한 사람은 무기 또는 5년 이상의 징역에 처한다.

　　② 다음 각 호의 어느 하나에 해당하는 자는 5년 이하의 징역 또는 5천만원 이하의 벌금에 처한다.

1. 제12조를 위반하여 응급의료를 방해하거나 의료용 시설 등을 파괴·손상 또는 점거한 사람

2. 제36조에 따른 응급구조사의 자격인정을 받지 못하고 응급구조사를 사칭하여 제41조에 따른 응급구조사의 업무를 한 사람

3. 제51조제1항을 위반하여 이송업 허가를 받지 아니하고 이송업을 한 자

③ 다음 각 호의 어느 하나에 해당하는 사람은 3년 이하의 징역 또는 3천만원 이하의 벌금에 처한다.

1. 제6조제2항을 위반하여 응급의료를 거부 또는 기피한 응급의료종사자

1의2. 제36조의2제3항을 위반하여 다른 사람에게 자기의 성명을 사용하여 제41조에 따른 응급구조사의 업무를 수행하게 하거나 응급구조사 자격증을 다른 사람에게 빌려준 사람

2. 제40조의 비밀 준수 의무를 위반한 사람. 다만, 고소가 있어야 공소를 제기할 수 있다.

3. 제42조를 위반하여 의사로부터 구체적인 지시를 받지 아니하고 응급처치를 한 응급구조사

④ 다음 각 호의 어느 하나에 해당하는 자는 1년 이하의 징역 또는 1천만원 이하의 벌금에 처한다.

1. 제18조제2항을 위반한 응급의료종사자, 의료기관의 장 및 구급차등을 운용하는 자

2. 제44조제1항을 위반하여 구급차등을 운용한 자

3. 제45조제1항을 위반하여 구급차등을 다른 용도에 사용한 자

171 의료기관의 응급실에서 응급의료종사자를 폭행하여 중상해에 이르게 한 사람의 벌칙으로 옳은 것은?

① 1년 이상의 유기징역
② 2년 이상의 유기징역
③ 3년 이상의 유기징역
④ 4년 이상의 유기징역
⑤ 5년 이상의 유기징역

[정답] ③
[해설] 문제 170번 참조

172 의료기관의 응급실에서 응급의료종사자를 폭행하여 사망에 이르게 한 사람의 벌칙으로 옳은 것은?

① 무기 또는 5년 이상의 징역   ② 무기 또는 7년 이상의 징역

③ 무기 또는 10년 이상의 징역   ④ 5년 이상 또는 10년 이하의 징역

⑤ 3년 이상 또는 5년 이하의 징역

[정답] ①

[해설] 문제 170번 참조

173 의료용 시설 등을 파괴·손상하여 응급의료를 방해 한 사람의 벌칙으로 옳은 것은?

① 1년 이하의 징역 또는 1천만원 이하의 벌금

② 2년 이하의 징역 또는 2천만원 이하의 벌금

③ 3년 이하의 징역 또는 3천만원 이하의 벌금

④ 4년 이하의 징역 또는 4천만원 이하의 벌금

⑤ 5년 이하의 징역 또는 5천만원 이하의 벌금

[정답] ⑤

[해설] 법률 제60조 벌칙)

②다음 각 호의 어느 하나에 해당하는 자는 5년 이하의 징역 또는 5천만원 이하의 벌금에 처한다.

1. 제12조 응급의료 등의 방해 금지)를 위반하여 응급의료를 방해하거나 의료용 시설 등을 파괴·손상 또는 점거한 사람

174 응급의료를 거부 또는 기피한 응급의료종사자 경우의 벌칙으로 옳은 것은?

① 1년 이하의 징역 또는 1천만원 이하의 벌금

② 2년 이하의 징역 또는 2천만원 이하의 벌금

③ 3년 이하의 징역 또는 3천만원 이하의 벌금

④ 4년 이하의 징역 또는 4천만원 이하의 벌금

⑤ 5년 이하의 징역 또는 5천만원 이하의 벌금

[정답] ③

[해설] 문제 174번 참조

[해설] 법률 제60조 벌칙)

　③ 다음 각 호의 어느 하나에 해당하는 사람은 3년 이하의 징역 또는 3천만원 이하의 벌금에 처한다.

　　1. 제6조 응급의료의 거부금지 등)제2항을 위반하여 응급의료를 거부 또는 기피한 응급의 료종사자

　　1의2. 제36조의2(응급구조사 자격증의 교부 등) 제3항을 위반하여 다른 사람에게 자기의 성명을 사용하여 제41조에 따른 응급구조사의 업무를 수행하게 하거나 응급구조사 자격증을 다른 사람에게 빌려준 사람

　　2. 제40조 비밀 준수 의무)의 비밀 준수 의무를 위반한 사람. 다만, 고소가 있어야 공소를 제기할 수 있다.

　　3. 제42조 업무의 제한)를 위반하여 의사로부터 구체적인 지시를 받지 아니하고 응급처치 를 한 응급구조사

175 다른 사람에게 자기의 성명을 사용하여 응급구조사의 업무를 수행하게 하거나 응급구 조사 자격증을 다른 사람에게 빌려준 경우의 벌칙으로 옳은 것은?

① 1년 이하의 징역 또는 1천만원 이하의 벌금

② 2년 이하의 징역 또는 2천만원 이하의 벌금

③ 3년 이하의 징역 또는 3천만원 이하의 벌금

④ 4년 이하의 징역 또는 4천만원 이하의 벌금

⑤ 5년 이하의 징역 또는 5천만원 이하의 벌금

[정답] ③

[해설] 문제 174번 참조

176 비밀누설로 인해 고소를 당한 경우의 벌칙으로 옳은 것은?

① 1년 이하의 징역 또는 1천만원 이하의 벌금

② 2년 이하의 징역 또는 2천만원 이하의 벌금

③ 3년 이하의 징역 또는 3천만원 이하의 벌금

④ 4년 이하의 징역 또는 4천만원 이하의 벌금

⑤ 5년 이하의 징역 또는 5천만원 이하의 벌금

[정답] ③

[해설] 문제 174번 참조

177 의사로부터 구체적인 지시를 받지 아니하고 응급처치를 한 응급구조사의 벌칙으로 옳은 것은?

① 1년 이하의 징역 또는 1천만원 이하의 벌금

② 2년 이하의 징역 또는 2천만원 이하의 벌금

③ 3년 이하의 싱역 또는 3천만원 이하의 벌금

④ 4년 이하의 징역 또는 4천만원 이하의 벌금

⑤ 5년 이하의 징역 또는 5천만원 이하의 벌금

[정답] ③

[해설] 문제 174번 참조

178 재해 등으로 환자가 여러 명 발생한 경우 구급차등을 운용하는 자에게 응급환자 이송 등의 업무에 종사할 것을 명하였으나 거부하는 경우의 벌칙으로 옳은 것은?

① 1년 이하의 징역 또는 1천만원 이하의 벌금

② 2년 이하의 징역 또는 2천만원 이하의 벌금

③ 3년 이하의 징역 또는 3천만원 이하의 벌금

④ 4년 이하의 징역 또는 4천만원 이하의 벌금

⑤ 5년 이하의 징역 또는 5천만원 이하의 벌금

[정답] ①

[해설] 법률 제60조 벌칙)

④ 다음 각 호의 어느 하나에 해당하는 자는 1년 이하의 징역 또는 1천만원 이하의 벌금에 처한다.

1. 제18조 환자가 여러 명 발생한 경우의 조치)제2항을 위반한 응급의료종사자, 의료기관의 장 및 구급차등을 운용하는 자

2. 제44조 구급차등의 운용자)제1항을 위반하여 구급차등을 운용한 자

3. 제45조 다른 용도에의 사용 금지)제1항을 위반하여 구급차등을 다른 용도에 사용한 자

179 응급환자이송업의 허가를 받지 않고 구급차등을 운용한 경우의 벌칙으로 옳은 것은?

① 1년 이하의 징역 또는 1천만원 이하의 벌금

② 2년 이하의 징역 또는 2천만원 이하의 벌금

③ 3년 이하의 징역 또는 3천만원 이하의 벌금

④ 4년 이하의 징역 또는 4천만원 이하의 벌금

⑤ 5년 이하의 징역 또는 5천만원 이하의 벌금

[정답] ①

[해설] 문제 178번 참조

180 응급환자이송 등 보건복지부령으로 정하는 용도 이외의 다른 용도로 구급차를 사용한 경우의 벌칙으로 옳은 것은?

① 1년 이하의 징역 또는 1천만원 이하의 벌금

② 2년 이하의 징역 또는 2천만원 이하의 벌금

③ 3년 이하의 징역 또는 3천만원 이하의 벌금

④ 4년 이하의 징역 또는 4천만원 이하의 벌금

⑤ 5년 이하의 징역 또는 5천만원 이하의 벌금

[정답] ①

[해설] 문제 178번 참조

181 응급의료기관의 지정기준에 미달된 인력으로 인해 응급환자를 24시간 진료할 수 없는 경우의 과태료로 옳은 것은?

① 100만원 이하   ② 200만원 이하   ③ 300만원 이하   ④ 400만원 이하   ⑤ 500만원 이하

[정답] ③

[해설] 법률 제62조 과태료)

① 다음 각 호의 어느 하나에 해당하는 자에게는 300만원 이하의 과태료를 부과한다.

1. 제31조의2(응급의료기관의 운영)를 위반하여 응급의료기관의 지정기준에 따른 시설 · 인력 · 장비 등을 유지 · 운영하지 아니한 자

1의2. 제31조의5(응급실 출입 제한) 제2항을 위반하여 응급실에 출입하는 보호자 등의 명

단을 기록 또는 관리하지 아니한 자

2. 제32조제4항(비상진료체계)을 위반하여 당직전문의등 또는 당직전문의등과 동등한 자격을 갖춘 것으로 인정되는 자로 하여금 응급환자를 진료하게 하지 아니한 자

3. 제33조 예비병상의 확보)를 위반하여 예비병상을 확보하지 아니하거나 응급환자가 아닌 사람에게 예비병상을 사용하게 한 자

3의2. 제47조의2(심폐소생을 위한 응급장비의 구비 등의 의무)제1항을 위반하여 자동심장충격기 능 심폐소생술을 할 수 있는 응급장비를 갖추지 아니한 자

3의3. 제48조 응급구조사 등의 탑승의무) 본문을 위반하여 응급구조사를 탑승시키지 아니한 자

3의4. 제47조의2제2항을 위반하여 자동심장충격기 등 심폐소생술을 할 수 있는 응급장비의 설치 신고 또는 변경 신고를 하지 아니한 자

4. 제39조 응급구조사의 준수 사항) 또는 제49조 출동 및 처치 기록 등)제1항부터 제4항까지를 위반하여 준수 사항을 지키지 아니하거나 출동 및 처치 기록 등에 관한 의무를 이행하지 아니한 자

4의2. 제44조의2(구급차등의 운용신고 등)제2항에 따른 신고를 하지 아니하고 구급차등을 운용한 자

4의3. 제44조의3제1항 및 제2항을 위반하여 말소 통보 또는 신고를 하지 아니한 자

4의4. 제46조의2에 따른 운행연한 또는 운행거리를 초과하여 구급차를 운용한 자

5. 제51조제3항, 제53조 또는 제54조제3항에 따른 변경허가를 받지 아니하거나 신고를 하지 아니한 자

6. 제59조를 위반하여 응급구조사 · 중앙응급의료센터 등의 명칭 또는 이와 비슷한 명칭을 사용하거나, 응급환자 진료와 관련된 명칭이나 표현을 사용하거나 외부에 표기한 자

② 제1항에 따른 과태료는 대통령령으로 정하는 바에 따라 보건복지부장관, 시 · 도지사 또는 시장 · 군수 · 구청장이 부과 · 징수한다.

182 응급실에 출입하는 사람의 성명 등을 기록 · 관리하지 않은 경우의 과태료로 옳은 것은?
① 100만원 이하　　　② 200만원 이하　　　③ 300만원 이하
④ 400만원 이하　　　⑤ 500만원 이하

[정답] ③
[해설] 문제 181번 참조

183 응급환자가 아닌 사람에게 예비병상을 사용하게 한 경우의 과태료로 옳은 것은?

① 100만원 이하 　　② 200만원 이하 　　③ 300만원 이하

④ 400만원 이하 　　⑤ 500만원 이하

[정답] ③

[해설] 문제 181번 참조

184 의료기관에서 운용 중인 구급차에 자동심장충격기 등 심폐소생술을 할 수 있는 응급장비를 갖추지 아니한 경우의 과태료로 옳은 것은?

① 100만원 이하 　　② 200만원 이하 　　③ 300만원 이하

④ 400만원 이하 　　⑤ 500만원 이하

[정답] ③

[해설] 문제 181번 참조

185 구급차등의 운용자가 의사, 간호사, 응급구조사 등을 탑승시키지 아니한 경우의 과태료로 옳은 것은?

① 100만원 이하 　　② 200만원 이하 　　③ 300만원 이하

④ 400만원 이하 　　⑤ 500만원 이하

[정답] ③

[해설] 문제 181번 참조

186 구급차등의 운용자가 구급차 운행과 관련된 운행기록대장을 작성하지 않은 경우의 과태료로 옳은 것은?

① 100만원 이하 　　② 200만원 이하 　　③ 300만원 이하

④ 400만원 이하 　　⑤ 500만원 이하

[정답] ③

[해설] 문제 181번 참조

187 구급차등의 운용자가 등록이나 신고를 하지 아니하고 구급차등을 운용한 경우의 과태료로 옳은 것은?

① 100만원 이하 ② 200만원 이하 ③ 300만원 이하

④ 400만원 이하 ⑤ 500만원 이하

[정답] ③

[해설] 문제 181번 참조

188 응급의료종사자가 응급환자에게 증상의 악화를 방지하기 위하여 긴급히 제공하는 응급의료로 인하여 환자가 사상(死傷)에 이른 경우, 그 응급의료행위가 불가피하였고 응급의료행위자에게 중대한 과실이 없는 경우의 벌칙으로 옳은 것은?

① 1년 이하의 징역

② 6개월 이하의 면허정지

③ 500만원 이하의 벌금

④ 1,000만원 이하의 벌금

⑤ 형을 감경(減輕)하거나 면제

[정답] ⑤

[해설] 법률 제63조 응급처치 및 의료행위에 대한 형의 감면)

　① 응급의료종사자가 응급환자에게 발생한 생명의 위험, 심신상의 중대한 위해 또는 증상의 악화를 방지하기 위하여 긴급히 제공하는 응급의료로 인하여 응급환자가 사상(死傷)에 이른 경우 그 응급의료행위가 불가피하였고 응급의료행위자에게 중대한 과실이 없는 경우에는 정상을 고려하여 「형법」 제268조 업무상과실, 중과실 치사상에 대한 형법각칙의 조문)의 형을 감경(減輕)하거나 면제할 수 있다.

189 음주로 인한 심신장애 상태에서 응급의료종사자의 진료를 협박하거나 방해한 경우의 벌칙으로 옳은 것은?

① 1년 이하의 징역 ② 2년 이하의 징역 ③ 벌할 수도 있다

④ 벌하지 아니한다. ⑤ 반드시 벌을 가한다.

[정답] ③

[해설] 법률 제64조 「형법」 상 감경규정에 관한 특례)

음주로 인한 심신장애 상태에서 제12조 응급의료 등의 방해금지)를 위반하는 죄를 범한 때에는[「형법」 제10조 심신장애인) ① 심신장애로 인하여 사물을 변별할 능력이 없거나 의사를 결정할 능력이 없는 자의 행위는 벌하지 아니한다.]를 적용하지 아니할 수 있다.

제2부

의료법

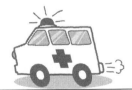

001 의료법의 목적으로 옳은 것은?

① 국민의 안위와 행복추구를 위한 것

② 의료수가를 적절히 조정하기 위한 것

③ 국민의 건강을 보호하고 증진하는 것

④ 의료인의 법적 지위를 보장하기 위한 것

⑤ 정당한 의료행위를 할 수 있도록 규정하는 것

[정답] ③

[해설] 의료법 제1조(목적) 의료법은 모든 국민이 수준 높은 의료 혜택을 받을 수 있도록 국민 의료에 필요한 사항을 규정함으로써 국민의 건강을 보호하고 증진하는 데에 목적이 있다.

002 '의료인'의 정의로 옳은 것은?

① 보건복지부장관으로부터 자격을 받은 의사 · 치과의사 · 한의사 · 조산사 및 간호사

② 보건복지부장관으로부터 면허를 받은 의사 · 치과의사 · 한의사 · 조산사 및 간호사

③ 보건복지부장관으로부터 자격을 받은 의사 · 치과의사 · 한의사 · 간호사 및 응급구조사

④ 보건복지부장관으로부터 면허를 받은 의사 · 치과의사 · 응급구조사 · 조산사 및 간호사

⑤ 보건복지부장관으로부터 면허를 받은 의사 · 치과의사 · 한의사 · 간호사 및 응급구조사

[정답] ②

[해설] 의료법 제2조(의료인) "의료인"이란 보건복지부장관의 면허를 받은 의사 · 치과의사 · 한의사 · 조산사 및 간호사를 말한다.

003 의사. 치과의사 또는 한의사가 주로 외래환자를 대상으로 의료행위를 하는 의료기관으로 옳은 것은?

① 의원　　　　　　② 종합병원　　　　　　③ 한방병원

④ 치과병원　　　　⑤ 요양병원

[정답] ①

[해설] 의료법 제3조(의료기관) 의사, 치과의사 또는 한의사가 주로 외래환자를 대상으로 각각 그 의료행위를 하는 의료기관은 의원, 치과의원, 한의원 등이다.

004 내과, 외과, 산부인과, 영상의학과, 마취통증의학과, 진단검사의학과, 병리과 등의 진료과 목을 갖추고 진료과목마다 전속하는 전문의를 두는 경우의 병상 수로 옳은 것은?

① 50병상 이상 150병상 이하 　　　② 100병상 이상 200병상 이하

③ 100병상 이상 300병상 이하 　　　④ 100병상 이상 350병상 이하

⑤ 200병상 이상 400병상 이하

[정답] ③

[해설] 의료법 제3조의3(종합병원) 00병상 이상 300병상 이하인 경우에는 내과 · 외과 · 소아청소년과 · 산부인과 중 3개 진료과목, 영상의학과, 마취통증의학과와 진단검사의학과 또는 병리과를 포함한 7개 이상의 진료과목을 갖추고 각 진료과목마다 전속하는 전문의를 두어야한다.

005 병원급 의료기관 중에서 전문병원으로 지정받을 수 있는 경우로 옳은 것은?

① 대량재해가 자주 발생하는 지역의 병원급 의료기관

② 특정 진료과목에 대한 전문의를 3명 이상 두어 개설한 병원

③ 100병상 이상을 확보하고 7개 이상의 진료과목을 갖춘 병원

④ 7개 이상의 진료과목을 갖추고 전속하는 전문의를 두어 개설한 의료법인

⑤ 특정 진료과목이나 질환 등에 대하여 난이도가 높은 의료행위를 하는 병원

[정답] ⑤

[해설] 의료법 제3조의5(전문병원 지정) 보건복지부장관은 병원급 의료기관 중에서 특정 진료과목이나 특정 질환 등에 대하여 난이도가 높은 의료행위를 하는 병원을 전문병원으로 지정할 수 있다.

006 의료인의 의료용품 사용에 관한 의무로 옳은 것은?

① 수액용기는 재사용이 가능한 의료용품이다.

② 수액연결 줄은 재사용이 가능한 의료용품이다.

③ 지방 등을 투여하는 의료용품은 재사용이 가능하다.

④ 주사관련 의료용품 이외의 용품은 재사용이 가능하다.

⑤ 주사기는 한 번 사용한 후 다시 사용하여서는 아니 된다.

[정답] ⑤

[해설] 의료법 제4조(의료인과 의료기관의 장의 의무) 의료인은 일회용 주사 의료용품(한 번 사용할 목적으로 제작되거나 한 번의 의료행위에서 한 환자에게 사용하여야 하는 의료용품으로서 사람의 신체에 의약품, 혈액, 지방 등을 투여·채취하기 위하여 사용하는 주사침, 주사기, 수액용기와 연결줄 등을 포함하는 수액세트 및 그 밖에 이에 준하는 의료용품을 말한다. 이하 같다)을 한 번 사용한 후 다시 사용하여서는 아니 된다.

007 간호·간병통합서비스를 제공하는 의료기관의 역할로 옳은 것은?

① 보호자 등의 입원실 내 상주를 제한한다.

② 보호자가 입원실 내에서 간병하는 것을 적극 돕는다.

③ 응급환자의 경우는 보호자가 상주할 수 있도록 한다.

④ 환자 병문안에 관한 기준은 따로 마련할 필요가 없다.

⑤ 보호자와 간병서비스제공자가 협업할 수 있도록 지원한다.

[정답] ①

[해설] 의료법 제4조의2(간호·간병통합서비스 제공 등) 간호·간병통합서비스 제공기관은 보호자 등의 입원실 내 상주를 제한하고 환자 병문안에 관한 기준을 마련하는 등 안전관리를 위하여 노력하여야 한다.

008 의료인의 결격사유에 해당하는 경우로 옳은 것은?

① SARS나 우한폐렴에 감염된 사람

② 주요 법정감염질환에 이환된 사람

③ 마약, 대마, 향정신성의약품 중독자

④ 간염 A형과 C형의 감염기록이 있는 환자

⑤ 전문의가 의료인으로서 적합하다고 인정하는 기분장애 환자

[정답] ③

[해설] 의료법 제8조(결격사유 등) 망상, 환각, 사고(思考)나 기분의 장애 등으로 인하여 독립적으로 일상생활을 영위하는 데 중대한 제약이 있는 사람(다만, 전문의가 의료인으로서 적합하다고 인정하는 사람은 그러하지 아니하다). 마약·대마·향정신성의약품 중독자, 피성년후견인·피한정후견인, 대통령령으로 정하는 의료 관련 법령을 위반하여 금고 이상의 형을 선

고받고 그 형의 집행이 종료되지 아니하였거나 집행을 받지 아니하기로 확정되지 아니한 자 등은 의료인의 결격사유에 해당하는 경우이다.

009 의료인의 국가시험에 관한 내용이다. A와 B의 내용으로 옳은 것은?

> • 의료인의 국가시험등에 필요한 사항은 (A)으로 정하며, (B)이 시행한다.

	A	B
①	국무총리령	보건복지부장관
②	대통령령	보건복지부장관
③	대통령령	한국보건의료인국가시험원
④	국무총리령	한국보건의료인국가시험원
⑤	보건복지부장관령	한국보건의료인국가시험원

[정답] ②

[해설] 의료법 제9조(국가시험 등) 의사·치과의사·한의사·조산사 또는 간호사 국가시험과 의사·치과의사·한의사 예비시험(이하 "국가시험등"이라 한다)은 매년 보건복지부장관이 시행하며, 국가시험등에 필요한 사항은 대통령령으로 정한다.

010 의료인의 국가시험에 관하여 부정행위를 한 수험생에게 시험을 제한할 수 있는 기간으로 옳은 것은?

① 1회의 범위　　② 2회의 범위　　③ 3회의 범위

④ 4회의 범위　　⑤ 5회의 범위

[정답] ③

[해설] 의료법 제10조(응시자격 제한 등) 국가시험에 관하여 부정행위를 하여 수험이 정지되거나 합격이 무효가 된 사람에 대하여 처분의 사유와 위반 정도 등을 고려하여 대통령령으로 정하는 마에 따라 그 다음에 치러지는 이 법에 따른 국가시험등의 응시를 3회의 범위에서 제한할 수 있다.

011 국가시험 중에 허용되지 않는 자료를 가지고 있거나 해당자료를 이용하는 행위를 했을 때의 응시제한 횟수로 옳은 것은?

① 1회   ② 2회   ③ 3회

④ 4회   ⑤ 5회

[정답] ①

[해설] 시행령 제9소의2(국가시험능 응시제한)

별표 1. 시험 중에 허용되지 않는 자료를 가지고 있거나 해당자료를 이용하는 행위는 1회의 응시제한을 한다.

012 국가시험 중에 다른 사람을 위해 시험 답안 등을 알려주거나 엿보게 하는 행위를 했을 때의 응시제한 횟수로 옳은 것은?

① 1회   ② 2회   ③ 3회

④ 4회   ⑤ 5회

[정답] ②

[해설] 시행령 제9조의2(국가시험등 응시제한) 별표 1. 시험 중에 다른 사람을 위해 시험 답안 등을 알려주거나 엿보게 하는 행위를 했을 때는 2회의 응시제한을 한다.

013 국가시험 중에 본인이 작성한 답안지를 다른 사람과 교환하는 행위를 했을 때의 응시제한 횟수로 옳은 것은?

① 1회   ② 2회   ③ 3회

④ 4회   ⑤ 5회

[정답] ②

[해설] 시행령 제9조의2(국가시험등 응시제한) 별표 1. 시험 중에 본인이 작성한 답안지를 다른 사람과 교환하는 행위를 했을 때는 2회의 응시제한을 한다.

014 국가시험을 본인이 직접 대리시험을 치르거나 다른 사람으로 하여금 시험을 치르게 하는 행위를 했을 때의 응시제한 횟수로 옳은 것은?

① 1회   ② 2회   ③ 3회

④ 4회   ⑤ 5회

[정답] ③

[해설] 시행령 제9조의2(국가시험등 응시제한) 별표 1. 본인이 직접 대리시험을 치르거나 다른 사람으로 하여금 시험을 치르게 하는 행위를 했을 때는 3회의 응시제한을 한다.

015 사전에 국가시험 문제 또는 시험답안을 알고 시험을 치르는 행위를 했을 때의 응시제한 횟수로 옳은 것은?

① 1회   ② 2회   ③ 3회

④ 4회   ⑤ 5회

[정답] ③

[해설] 시행령 제9조의2(국가시험등 응시제한) 별표 1. 사전에 국가시험 문제 또는 시험답안을 알고 시험을 치르는 행위를 했을 때는 3회의 응시제한을 한다.

016 한국보건의료인국가시험원에서 보건복지부장관에게 보고하는 내국인의 국가시험 합격자에 관한 면허증 발급사항으로 옳지 않은 것은?

① 국적   ② 합격번호   ③ 합격 연월일

④ 출신 학교   ⑤ 주민등록번호

[정답] ①

[해설] 규칙 제4조(면허증 발급)

④ 제4조(국가시험등의 시행 및 공고 등) 제2항에 따라 보건복지부장관이 시험관리능력이 있다고 인정하여 지정ㆍ고시하는 관계 전문기관(이하 "국가시험등관리기관"이라 한다)의 장은 법 제9조(국가시험 등)에 따른 국가시험등(이하 "국가시험등"이라 한다)을 실시하면 합격자 발표를 한 후 그 합격자에 대한 다음 각 호의 사항을 보건복지부장관에게 보고하여야 한다.

1. 성명, 성별 및 주민등록번호

2. 출신 학교 및 졸업 연월일

3. 합격번호 및 합격 연월일

4. 국적(외국인만 해당한다)

017 면허증 등록대장이나 면허증 재발급을 위한 사진의 촬영기한으로 옳은 것은?
① 신청 전 2개월 이내　　　　　　② 신청 전 4개월 이내
③ 신청 전 6개월 이내　　　　　　④ 신청 전 8개월 이내
⑤ 신청 전 10개월 이내

[정답] ③

[해설] 규칙 제5조(면허등록대장 등) 2. 사진(신청 전 6개월 이내에 모자 등을 쓰지 않고 촬영한 천연색 상반신 정면사진으로 가로 3.5센티미터, 세로 4.5센티미터의 사진을 말한다) 2장(면허증 갱신을 신청하는 경우에만 첨부한다)

규칙 제6조(면허증 재발급) 2. 사진(신청 전 6개월 이내에 모자 등을 쓰지 않고 촬영한 천연색 상반신 정면사진으로 가로 3.5센티미터, 세로 4.5센티미터의 사진을 말한다) 2장

018 의료기관에서 나오는 세탁물을 처리하기위한 신고기관의 장으로 옳지 않은 것은?
① 군수　　　　　　② 시장　　　　　　③ 구청장
④ 특별자치시장　　　⑤ 보건복지부장관

[정답] ⑤

[해설] 의료법 제16조(세탁물 처리) 의료기관에서 나오는 세탁물은 의료인 · 의료기관 또는 특별자치시장 · 특별자치도지사 · 시장 · 군수 · 구청장(자치구의 구청장을 말한다. 이하 같다)에게 신고한 자가 아니면 처리할 수 없다.

019 사산 증명서를 발급해 줄 수 있는 의료인으로 옳은 것은?
① 임신여부를 지속적으로 진료해온 의사
② 태아건강을 지속적으로 진료해온 의사
③ 의사를 도와 출산을 도왔던 진료보조 간호사
④ 의료업에 종사하고 있는 모든 의사와 조산사
⑤ 같은 의료기관에 종사하는 다른 의사가 진료기록부 등에 따른 경우

020 진단서 발급에 관한 내용이다. (   )안의 시간으로 옳은 것은?

> • 진료 중이던 환자가 최종 진료 시부터 (   )시간 이내에 사망한 경우에는 다시 진료하지 아니하더라도 진단서나 증명서를 내줄 수 있다.

① 12   ② 24   ③ 36
④ 48   ⑤ 60

021 질병의 원인이 상해(傷害)로 인한 경우의 진단서 기재 사항으로 옳은 것은?

> 가. 치료기간   나. 상해에 대한 소견
> 다. 식사의 가능 여부   라. 통상 활동의 가능 여부

① 가, 나, 다   ② 가, 다   ③ 나, 라
④ 라   ⑤ 가, 나, 다, 라

의 사항 외에 다음 각 호의 사항을 적어야 한다.

1. 상해의 원인 또는 추정되는 상해의 원인

2. 상해의 부위 및 정도

3. 입원의 필요 여부

4. 외과적 수술 여부

5. 합병증의 발생 가능 여부

6. 동상 활동의 가능 여부

7. 식사의 가능 여부

8. 상해에 대한 소견

9. 치료기간

022 질병의 원인이 상해(傷害)로 인한 경우의 진단서 기재 사항으로 옳은 것은?

가. 상해의 부위 및 정도	나. 입원의 필요 여부
다. 외과적 수술 여부	라. 내과질환 여부

① 가, 나, 다   ② 가, 다   ③ 나, 라

④ 라   ⑤ 가, 나, 다, 라

[정답] ①

[해설] 문제 021 참조

023 의사가 환자의 배우자에게 처방전을 교부할 수 있는 경우로 옳은 것은?

① 어느 경우나 가능   ② 환자가 의식이 없는 경우

③ 환자가 감염질환이 있을 경우   ④ 환자가 난치병으로 입원한 경우

⑤ 환자가 의사에게 전화를 한 경우

[정답] ②

[해설] 의료법 제17조의2(처방전) 의사, 치과의사 또는 한의사는 다음 각 호의 어느 하나에 해당하는 경우에 환자의 직계존속·비속, 배우자 및 배우자의 직계존속, 형제자매 또는 「노인복지법」 제34조에 따른 노인의료복지시설에서 근무하는 사람 등 대통령령으로 정하는 사람(이하 이 조에서 "대리수령자"라 한다)에게 처방전을 교부하거나 발송할 수 있으며 대리수령자

는 환자를 대리하여 그 처방전을 수령할 수 있다.

   1. 환자의 의식이 없는 경우

   2. 환자의 거동이 현저히 곤란하고 동일한 상병(傷病)에 대하여 장기간 동일한 처방이 이루어지는 경우

024 처방전에 따라 의약품을 조제하는 약사가 처방전을 발행한 의사에게 문의할 때 즉시 응하지 않아도 되는 경우로 옳은 것은?

① 환자를 수술 또는 처치 중인 경우

② 환자와 정신과 상담을 하고 있는 경우

③ 처방전을 발행한지 48시간이 지난 경우

④ 환자에게 용법 및 용량 등을 모두 설명한 경우

⑤ 처방전에 환자의 이름, 용법 및 용량 등을 모두 표기한 경우

[정답] ①

[해설] 의료법 제18조(처방전 작성과 교부) 처방전을 발행한 의사 또는 치과의사(처방전을 발행한 한의사를 포함한다)는 처방전에 따라 의약품을 조제하는 약사 또는 한약사가 「약사법」 제26조제2항에 따라 문의한 때 즉시 이에 응하여야 한다. 다만, 다음 각 호의 어느 하나에 해당하는 사유로 약사 또는 한약사의 문의에 응할 수 없는 경우 사유가 종료된 때 즉시 이에 응하여야 한다.

   1. 「응급의료에 관한 법률」 제2조제1호에 따른 응급환자를 진료 중인 경우

   2. 환자를 수술 또는 처치 중인 경우

   3. 그 밖에 약사의 문의에 응할 수 없는 정당한 사유가 있는 경우

025 의사 또는 한의사가 자신이 직접 의약품을 조제하여 환자에게 그 의약품을 내어주는 경우 약제의 포장에 적어야하는 사항으로 옳지 않은 것은?

① 조제 사유

② 조제 연월일

③ 조제자의 면허 종류 및 성명

④ 조제자가 근무하는 의료기관의 명칭

⑤ 약제의 내용 · 외용의 구분에 관한 사항

[해설] 의료법 제18조(처방전 작성과 교부) ⑤ 의사, 치과의사 또는 한의사가 「약사법」에 따라 자신이 직접 의약품을 조제하여 환자에게 그 의약품을 내어주는 경우에는 그 약제의 용기 또는 포장에 환자의 이름, 용법 및 용량, 그 밖에 보건복지부령으로 정하는 사항을 적어야 한다. 규칙 제13조(약제용기 등의 기재사항) ① 법 제18조제5항 본문에서 "보건복지부령으로 정하는 사항"이란 다음 각 호의 사항을 말한다.

　　1. 약제의 내용·외용의 구분에 관한 사항

　　2. 조제자의 면허 종류 및 성명

　　3. 조제 연월일

　　4. 조제자가 근무하는 의료기관의 명칭·소재지

026 임부를 진찰하거나 검사하면서 알게 된 태아의 성(性)을 임부 등에게 알려서는 안 되는 태아로 옳은 것은?

① 임신 32주 이전의 태아　　② 임신 33주 이전의 태아

③ 임신 34주 이전의 태아　　④ 임신 35주 이전의 태아

⑤ 임신 36주 이전의 태아

[정답] ①

[해설] 의료법 제20조(태아 성 감별 행위 등 금지) 의료인은 임신 32주 이전에 태아나 임부를 진찰하거나 검사하면서 알게 된 태아의 성(性)을 임부, 임부의 가족, 그 밖의 다른 사람이 알게 하여서는 아니 된다.

027 가장 짧은 기간 보존하는 진료기록부로 옳은 것은?

① 처방전　　　　② 환자 명부　　　　③ 간호기록부

④ 조산기록부　　⑤ 진료기록부

[정답] ①

[해설] 규칙 제15조(진료기록부 등의 보존)

　　① 의료인이나 의료기관 개설자는 법 제22조(진료기록부 등)제2항에 따른 진료기록부등을 다음 각 호에 정하는 기간 동안 보존하여야 한다. 다만, 계속적인 진료를 위하여 필요한 경우에는 1회에 한정하여 다음 각 호에 정하는 기간의 범위에서 그 기간을 연장하여 보

존할 수 있다.

1. 환자 명부 : 5년

2. 진료기록부 : 10년

3. 처방전 : 2년

4. 수술기록 : 10년

5. 검사내용 및 검사소견기록 : 5년

6. 방사선 사진(영상물을 포함한다) 및 그 소견서 : 5년

7. 간호기록부 : 5년

8. 조산기록부: 5년

9. 진단서 등의 부본(진단서·사망진단서 및 시체검안서 등을 따로 구분하여 보존할 것) : 3년

028 수술기록은 처방전에 비해 몇 년을 더 보존하여야 하는가?

① 2년 　　　② 4년 　　　③ 6년 　　　④ 8년 　　　⑤ 10년

[정답] ④

[해설] 문제 027 참조

029 가장 오랜 기간 보존하는 진료기록부로 옳은 것은?

① 처방전 　　　② 진료기록부 　　　③ 간호기록부

④ 조산기록부 　　　⑤ 진단서 부본

[정답] ②

[해설] 문제 027 참조

030 전자의무기록에 대한 전자적 침해행위로 진료정보가 유출되거나 의료기관의 업무가 교란·마비되는 사고가 발생한 때 그 사실을 누구에게 통지하여야 하는가?

① 병원장 　　　② 경찰서장 　　　③ 시·도지사

④ 보건소장 　　　⑤ 보건복지부장관

[정답] ⑤

[해설] 의료법 제23조의3(진료정보 침해사고의 통지) 의료인 또는 의료기관 개설자는 전자의무기

록에 대한 전자적 침해행위로 진료정보가 유출되거나 의료기관의 업무가 교란·마비되는 등 대통령령으로 정하는 사고(이하 "진료정보 침해사고"라 한다)가 발생한 때에는 보건복지부장관에게 즉시 그 사실을 통지하여야 한다.

031 진료정보 침해사고의 예방 및 대응을 위한 보건복지부장관의 업무로 옳지 않은 것은?

① 진료정보 침해사고의 예보·경보

② 진료정보 침해사고에 대한 긴급조치

③ 진료정보 침해사고에 대한 소송 및 수사의뢰

④ 진료정보 침해사고에 관한 정보의 수집·전파

⑤ 전자의무기록에 대한 전자적 침해행위의 탐지·분석

[정답] ③

[해설] 의료법 제23조의4(진료정보 침해사고의 예방 및 대응 등) 보건복지부장관은 진료정보 침해사고의 예방 및 대응을 위하여 다음 각 호의 업무를 수행한다.

　　1. 진료정보 침해사고에 관한 정보의 수집·전파

　　2. 진료정보 침해사고의 예보·경보

　　3. 진료정보 침해사고에 대한 긴급조치

　　4. 전자의무기록에 대한 전자적 침해행위의 탐지·분석

032 의약품공급자로부터 경제적 이득을 제공 받아서는 안 되는 경우로 옳은 것은?

① 견본품　　　　　　② 홍보물 제작　　　　　　③ 시판 후 조사

④ 임상시험 지원　　　⑤ 학술대회 지원

[정답] ②

[해설] 의료법 제23조의5(부당한 경제적 이익등의 취득 금지) 의료인, 의료기관 개설자(법인의 대표자, 이사, 그 밖에 이에 종사하는 자를 포함한다. 이하 이 조에서 같다) 및 의료기관 종사자는 「약사법」 제47조제2항에 따른 의약품공급자로부터 의약품 채택·처방유도·거래유지 등 판매촉진을 목적으로 제공되는 금전, 물품, 편익, 노무, 향응, 그 밖의 경제적 이익(이하 "경제적 이익등"이라 한다)을 받거나 의료기관으로 하여금 받게 하여서는 아니 된다. 다만, 견본품 제공, 학술대회 지원, 임상시험 지원, 제품설명회, 대금결제조건에 따른 비용할인, 시판 후 조사 등의 행위(이하 "견본품 제공등의 행위"라 한다)로서 보건복지부령으로 정하는

범위 안의 경제적 이익등인 경우에는 그러하지 아니하다.

033 의사가 수술을 시도할 경우 환자에게 설명하고 동의를 받아야 하는 사항으로 옳지 않은 것은?

① 수술등의 필요성, 방법 및 내용

② 수술등의 시작과 진행 및 종료 시각

③ 환자에게 발생하거나 발생 가능한 증상의 진단명

④ 수술등에 따라 전형적으로 발생이 예상되는 후유증 또는 부작용

⑤ 환자에게 설명을 하는 의사 및 수술등에 참여하는 주된 의사의 성명

[정답] ②

[해설] 의료법 제24조의2(의료행위에 관한 설명) 의사가 수술을 시도할 경우 환자에게 설명하고 동의를 받아야 하는 사항은 다음 각 호와 같다.

1. 환자에게 발생하거나 발생 가능한 증상의 진단명

2. 수술등의 필요성, 방법 및 내용

3. 환자에게 설명을 하는 의사, 치과의사 또는 한의사 및 수술등에 참여하는 주된 의사, 치과의사 또는 한의사의 성명

4. 수술등에 따라 전형적으로 발생이 예상되는 후유증 또는 부작용

5. 수술등 전후 환자가 준수하여야 할 사항

034 의료행위에 관한 설명을 한 서면기록의 보존기간으로 옳은 것은?

① 환자에게 알린 날을 기준으로 2년

② 환자에게 알린 날을 기준으로 3년

③ 서면기록을 작성한 날을 기준으로 2년

④ 서면기록을 작성한 날을 기준으로 3년

⑤ 전신마취와 수술을 시행한 날을 기준으로 3년

[정답] ②

[해설] 시행령 제10조의8(의료행위에 관한 설명) ③ 의사 · 치과의사 또는 한의사는 법 제24조의2(의료행위에 관한 설명)제1항 본문에 따른 서면의 경우에는 환자의 동의를 받은 날, 같은 조 제4항에 따른 서면은 환자에게 알린 날을 기준으로 각각 2년간 보존 · 관리하여야 한다.

035 의료인이 최초로 면허를 받고 그 실태와 취업상황 등을 보건복지부장관에게 신고하는 때는?

① 1년마다　　　　　② 2년마다　　　　　③ 3년마다
④ 4년마다　　　　　⑤ 5년마다

[정답] ③

[해설] 의료법 제25조(신고) 의료인은 대통령령으로 정하는 바에 따라 최초로 면허를 받은 후부터 3년마다 그 실태와 취업상황 등을 보건복지부장관에게 신고하여야 한다.

036 의사가 사체를 검안하여 변사(變死)한 것으로 의심될 때 사체의 소재지를 신고하는 관할 기관장으로 옳은 것은?

① 광역시장　　　　　② 소방서장　　　　　③ 경찰서장
④ 보건소장　　　　　⑤ 종합병원장

[정답] ③

[해설] 의료법 제26조(변사체 신고) 의사ㆍ치과의사ㆍ한의사 및 조산사는 사체를 검안하여 변사(變死)한 것으로 의심되는 때에는 사체의 소재지를 관할하는 경찰서장에게 신고하여야 한다.

037 의학을 전공하는 학교의 학생으로서 의료행위를 할 수 있는 경우로 옳은 것은?

① 의료인이 없는 오지에서 응급환자가 발생하였을 때
② 불특정 다수가 있는 장소에서 응급환자가 발생하였을 때
③ 전공 분야와 관련되는 실습을 하는 중 응급환자가 발생하였을 때
④ 병원 실습을 마친 학생으로서 항공기 내에서 응급환자가 발생하였을 때
⑤ 의료인의 지도ㆍ감독을 받아 시행하는 국민에 대한 의료봉사활동을 할 때

[정답] ⑤

[해설] 규칙 제19조(의과대학생 등의 의료행위) ② 법 제27조(무면허 의료행위 등 금지)제1항제3호에 따라 의학ㆍ치과의학ㆍ한방의학 또는 간호학을 전공하는 학교의 학생은 다음 각 호의 의료행위를 할 수 있다.

　　　1. 전공 분야와 관련되는 실습을 하기 위하여 지도교수의 지도ㆍ감독을 받아 행하는 의료

행위

　2. 국민에 대한 의료봉사활동으로서 의료인의 지도·감독을 받아 행하는 의료행위

　3. 전시·사변이나 그 밖에 이에 준하는 국가비상사태 시에 국가나 지방자치단체의 요청
　　에 따라 의료인의 지도·감독을 받아 행하는 의료행위

038 외국에 의사회 지부를 설치하려고 할 때 승인을 받아야 하는 기관장으로 옳은 것은?

① 대통령　　　　　　　② 국무총리　　　　　　　③ 의사협회장
④ 의사협회이사장　　　⑤ 보건복지부장관

[정답] ⑤

[해설] 의료법 제28조(중앙회와 지부) 중앙회는 대통령령으로 정하는 바에 따라 특별시·광역
　　　시·도와 특별자치도(이하 "시·도"라 한다)에 지부를 설치하여야 하며, 시·군·구(자치구
　　　만을 말한다. 이하 같다)에 분회를 설치할 수 있다. 다만, 그 외의 지부나 외국에 의사회 지
　　　부를 설치하려면 보건복지부장관의 승인을 받아야 한다.

039 의료인단체 중앙회가 정관을 변경하려 할 때 허가를 받아야 하는 기관장으로 옳은 것은?

① 대통령　　　　　　　② 국무총리　　　　　　　③ 의사협회장
④ 의사협회이사장　　　⑤ 보건복지부장관

[정답] ⑤

[해설] 의료법 제29조(설립 허가 등) 중앙회가 정관을 변경하려면 보건복지부장관의 허가를 받아
　　　야 한다.

040 의료인 단체 중앙회에서 실시하는 보수교육 내용으로 옳은 것은?

> 가. 직업윤리에 관한 사항
> 나. 업무 전문성 향상 및 업무 개선에 관한 사항
> 다. 선진 의료기술 등의 동향 등에 관한 사항
> 라. 의료 관계 법령의 개정에 관한 사항

① 가, 나, 다　　　　　② 가, 다　　　　　　　③ 나, 라
④ 라　　　　　　　　　⑤ 가, 나, 다, 라

[정답] ①

[해설] 규칙 제20조(보수교육)

　　① 중앙회는 법 제30조(협조 의무) 제2항에 따라 다음 각 호의 사항이 포함된 보수교육을 매
　　　년 실시하여야 한다.

　　1. 직업윤리에 관한 사항

　　2. 업무 전문성 향상 및 업무 개선에 관한 사항

　　3. 의료 관계 법령의 준수에 관한 사항

　　4. 선진 의료기술 등의 동향 및 추세 등에 관한 사항

　　5. 그 밖에 보건복지부장관이 의료인의 자질 향상을 위하여 필요하다고 인정하는 사항

041 의료인 단체 중앙회에서 실시하는 보수교육의 연간 이수시간으로 옳은 것은?

① 2시간 이상　　　　　② 4시간 이상　　　　　③ 6시간 이상

④ 8시간 이상　　　　　⑤ 10시간 이상

[정답] ④

[해설] 규칙 제20조(보수교육) ② 의료인은 제1항에 따른 보수교육을 연간 8시간 이상 이수하여야
　　　한다.

042 군 지역에서 병원을 개설하고자 할 때 허가권자로 옳은 것은?

① 군수　　　　　　　② 시장　　　　　　　③ 도지사

④ 보건소장　　　　　⑤ 보건복지부장관

[정답] ③

[해설] 의료법 제33조(개설 등) 종합병원 · 병원 · 치과병원 · 한방병원 또는 요양병원을 개설하려
　　　면 보건복지부령으로 정하는 바에 따라 시 · 도지사의 허가를 받아야 한다.

043 개설할 때 지도의사(指導醫師)를 정해야하는 의료기관으로 옳은 것은?

① 의원　　　　　　　② 병원　　　　　　　③ 조산원

④ 치과병원　　　　　⑤ 한방병원

[정답] ③

[해설] 의료법 제33조(개설 등) 조산원을 개설하는 자는 반드시 지도의사(指導醫師)를 정하여야 한다.

044 보건복지부령으로 정하는 가정간호의 범위로 옳은 것은?

가. 간호	나. 투약	다. 주사	라. 상담

① 가, 나, 다　　　② 가, 다　　　③ 나, 라　　　④ 라　　　⑤ 가, 나, 다, 라

[정답] ⑤

[해설] 규칙 제24조(가정간호)

　① 법 제33조(개설 등) 제1항 제4호에 따라 의료기관이 실시하는 가정간호의 범위는 다음
　　각 호와 같다.

　1. 간호

　2. 검체의 채취(보건복지부장관이 정하는 현장검사를 포함한다. 이하 같다) 및 운반

　3. 투약

　4. 주사

　5. 응급처치 등에 대한 교육 및 훈련

　6. 상담

　7. 다른 보건의료기관 등에 대한 건강관리에 관한 의뢰

045 가정간호를 실시하는 의료기관의 장이 둘 수 있는 가정전문간호사 수로 옳은 것은?

① 1명 이상　　　② 2명 이상　　　③ 3명 이상　　　④ 4명 이상　　　⑤ 5명 이상

[정답] ②

[해설] 규칙 제24조(가정간호) ⑤ 가정간호를 실시하는 의료기관의 장은 가정전문간호사를 2명 이
　　상 두어야 한다.

046 중환자실을 두는 종합병원의 경우 병상수로 옳은 것은?

① 100개 이상　　② 200개 이상　　③ 300개 이상　　④ 400개 이상　　⑤ 500개 이상

[정답] ③

[해설] 규칙 제34조(의료기관의 시설기준 및 규격) 법 제36조(준수사항)제1호에 따른 의료기관의
　　종류별 시설기준은 별표 3과 같고, 그 시설규격은 별표 4와 같다. [별표 3] 중환자실 기준 : 병
　　상이 300개 이상인 종합병원은 중환자실을 반드시 두어야한다.

047 의료기관의 시설규격 가운데 입원실에 관한 내용이다. A와 B의 내용으로 옳은 것은?

> • 입원실에 설치하는 병상 수는 최대 (A)으로 하며, 병상 간 이격거리는 최소 (B)이상으로 한다.

	①	②	③	④	⑤
A	2병상	3병상	4병상	5병상	6병상
B	1.0m	1.5m	1.5m	2.0m	2.0m

[정답] ③

[해설] 규칙 제34조(의료기관의 시설기준 및 규격) 법 제36조(준수사항)제1호에 따른 의료기관의 종류별 시설기준은 별표 3과 같고, 그 시설규격은 별표 4와 같다. [별표 4] 입원실에 설치하는 병상 수는 최대 4병상으로 하며, 병상 간 이격거리는 최소 1.5m이상으로 한다.

048 500병상을 갖춘 종합병원의 경우 음압격리병실 설치 개수로 옳은 것은?

① 1개 이상   ② 2개 이상   ③ 3개 이상   ④ 4개 이상   ⑤ 5개 이상

[정답] ③

[해설] 규칙 제34조(의료기관의 시설기준 및 규격) 법 제36조(준수사항)제1호에 따른 의료기관의 종류별 시설기준은 별표 3과 같고, 그 시설규격은 별표 4와 같다. [별표 4] 병상이 300개 이상인 종합병원에는 보건복지부장관이 정하는 기준에 따라 전실(前室) 및 음압시설 등을 갖춘 1인 병실을 1개 이상 설치하되, 300병상을 기준으로 100병상 초과할 때 마다 1개의 음압격리병실을 추가로 설치하여야 한다.

049 의료기관의 시설규격 가운데 중환자실에 관한 내용이다. A와 B의 내용으로 옳은 것은?

> • 중환자실에 설치하는 병상은 벽으로부터 최소 (A)이상, 다른 병상으로부터 최소 (B)이상 이격하여 설치하여야한다.

	①	②	③	④	⑤
A	1.0m	1.2m	1.5m	1.8m	2.0m
B	1.5m	2.0m	2.0m	2.5m	2.5m

[해설] 규칙 제34조(의료기관의 시설기준 및 규격) 법 제36조(준수사항)제1호에 따른 의료기관의 종류별 시설기준은 별표 3과 같고, 그 시설규격은 별표 4와 같다. [별표 4] 중환자실에 설치하는 병상은 벽으로부터 최소 1.2m 이상, 다른 병상으로부터 최소 2m이상 이격하여 설치하여야한다.

050 환자, 의료관계인, 그 밖의 의료기관 종사자의 안전을 위하여 의료기관을 개설하는 자가 갖추어야할 시설로 옳지 않은 것은?

① 정화조 및 하수 시설

② 채광 · 환기에 관한 시설

③ 방사선 위해 방지에 관한 시설

④ 전기 · 가스 등의 위해 방지에 관한 시설

⑤ 방충, 쥐막기, 세균오염 방지에 관한 시설

[정답] ①

[해설] 규칙 제35조(의료기관의 안전관리시설) 의료기관을 개설하는 자는 법 제36조(준수사항)제2호에 따라 환자, 의료관계인, 그 밖의 의료기관 종사자의 안전을 위하여 다음 각 호의 시설을 갖추어야 한다.

　　1. 화재나 그 밖의 긴급한 상황에 대처하기 위하여 필요한 시설

　　2. 방충, 쥐막기, 세균오염 방지에 관한 시설

　　3. 채광 · 환기에 관한 시설

　　4. 전기 · 가스 등의 위해 방지에 관한 시설

　　5. 방사선 위해 방지에 관한 시설

　　6. 그 밖에 진료과목별로 안전관리를 위하여 필수적으로 갖추어야 할 시설

051 요양병원의 입원 대상자로 옳은 것은?

가. 만성질환자	나. 감염병 환자
다. 노인성 질환자	라. 양극성 장애환자

① 가, 나, 다　　　　② 가, 다　　　　③ 나, 라

④ 라　　　　⑤ 가, 나, 다, 라

[해설] 규칙 제36조(요양병원의 운영)

① 법 제36조제3호에 따른 요양병원의 입원 대상은 다음 각 호의 어느 하나에 해당하는 자로서 주로 요양이 필요한 자로 한다.

1. 노인성 질환자

2. 만성질환자

3. 외과적 수술 후 또는 상해 후 회복기간에 있는 자

052 요양병원 개설자가 환자의 움직임을 제한하거나 신체를 묶는 경우에 준수해야 할 사항으로 옳지 않은 것은?

① 환자의 움직임을 제한하거나 신체를 묶을 필요가 있는 경우에 최소한의 시간만 사용한다.

② 인지 기능, 심리 상태, 환경적 요인 등 환자의 상태를 충분히 파악한 후 신체보호대를 대신할 다른 방법이 없는 경우에 한하여 사용한다.

③ 의사는 신체보호대 사용 사유ㆍ방법ㆍ신체 부위, 종류 등을 적어 환자에 대한 신체보호대 사용을 처방하여야 한다.

④ 의료인은 의사의 처방만 있으면 환자에게 신체보호대 사용을 할 수 있다.

⑤ 신체보호대는 응급상황에서 쉽게 풀 수 있거나 즉시 자를 수 있는 방법으로 사용한다.

[정답] ④

[해설] 규칙 제36조(요양병원의 운영)

⑥ 요양병원 개설자가 요양병원에 입원한 환자의 안전을 위하여 환자의 움직임을 제한하거나 신체를 묶는 경우에 준수하여야 하는 사항은 별표 4의2와 같다.

별표 4의2 요양병원 개설자가 환자의 움직임을 제한하거나 신체를 묶는 경우에 준수해야 할 사항

1. "신체보호대"란 전신 혹은 신체 일부분의 움직임을 제한할 때 사용되는 물리적 장치 및 기구를 말한다.

2. 신체보호대는 입원 환자가 생명유지 장치를 스스로 제거하는 등 환자 안전에 위해가 발생할 수 있어 그 환자의 움직임을 제한하거나 신체를 묶을 필요가 있는 경우에 제3호에서 정하는 바에 따라 최소한의 시간만 사용한다.

3. 신체보호대 사용 사유 및 절차는 다음 각 목과 같다.

　가. 주된 증상, 과거력(過去歷), 투약력(投藥歷), 신체 및 인지 기능, 심리 상태, 환경적 요

인 등 환자의 상태를 충분히 파악한 후 신체보호대를 대신할 다른 방법이 없는 경우에 한하여 신체보호대를 사용한다.

나. 의사는 신체보호대 사용 사유·방법·신체 부위, 종류 등을 적어 환자에 대한 신체보호대 사용을 처방하여야 한다.

다. 의료인은 의사의 처방에 따라 환자에게 신체보호대 사용에 대하여 충분히 설명하고 그 동의를 얻어야 한다. 다만, 환자가 의식이 없는 등 환자의 동의를 얻을 수 없는 경우에는 환자 보호자의 동의를 얻을 수 있다.

라. 다목에 따른 동의는 신체보호대 사용 사유·방법·신체 부위 및 종류, 처방한 의사와 설명한 의료인의 이름 및 처방·설명 날짜를 적은 문서로 얻어야 한다. 이 경우 다목 단서에 따라 환자의 보호자가 대신 동의한 경우에는 그 사유를 함께 적어야 한다.

4. 신체보호대를 사용하는 경우에는 다음 각 목을 준수하여야 한다.

가. 신체보호대는 응급상황에서 쉽게 풀 수 있거나 즉시 자를 수 있는 방법으로 사용한다.

나. 신체보호대를 사용하고 있는 환자의 상태를 주기적으로 관찰·기록하여 부작용 발생을 예방하며 환자의 기본 욕구를 확인하고 충족시켜야 한다.

다. 의료인은 신체보호대의 제거 또는 사용 신체 부위를 줄이기 위하여 환자의 상태를 주기적으로 평가하여야 한다.

5. 의사는 다음 각 목의 어느 하나에 해당하는 사유가 발생한 경우에는 신체보호대 사용을 중단한다.

가. 신체보호대의 사용 사유가 해소된 경우

나. 신체보호대를 대신하여 사용할 수 있는 다른 효과적인 방법이 있는 경우

다. 신체보호대의 사용으로 인하여 환자에게 부작용이 발생한 경우

6. 요양병원 개설자는 신체보호대 사용을 줄이기 위하여 연 1회 이상 의료인을 포함한 요양병원 종사자에게 신체보호대 사용에 관한 교육을 하여야 한다. 이 경우 신체보호대의 정의·사용 방법·준수 사항, 신체보호대를 사용할 경우 발생할 수 있는 부작용, 신체보호대 외의 대체수단 및 환자의 권리 등을 포함하여 교육하여야 한다.

053 병원의 경우 의사의 정원기준에 관한 내용이다. (A)와 (B)의 인원으로 옳은 것은?

> • 연평균 1일 입원환자수를 (A)명으로 나눈 수(소수점은 올림), 외래환자 (B) 명은 입원
> 환자 1명으로 환산함.

	①	②	③	④	⑤
A	15	20	20	25	30
B	2	2	3	3	4

[정답] ③

[해설] 규칙 제38조(의료인 등의 정원)

　① 법 제36조(준수사항)제5호에 따른 의료기관의 종류에 따른 의료인의 정원 기준에 관한
　　 사항은 별표 5와 같다.

[종합병원, 병원, 의원]

의사 : 연평균 1일 입원환자수를 20명으로 나눈 수(소수점은 올림), 외래환자 3명은 입원환
　　　자 1명으로 환산함.

간호사 : 연평균 1일 입원환자수를 2.5명으로 나눈 수(소수점은 올림), 외래환자 12명은 입
　　　　원환자 1명으로 환산함.

[요양병원]

의사 : 연평균 1일 입원환자수 80명까지는 2명으로 하되, 80명을 초과하는 입원환자는 매 40
　　　명마다 1명을 기준으로 함(한의사를 포함하여 환산함), 외래환자 3명은 입원환자 1명
　　　으로 환산함.

간호사 : 연평균 1일 입원환자 6명마다 1명을 기준으로 함(다만 간호조무사는 간호사 정원
　　　　의 2/3 범위내에서 둘 수 있음), 외래환자 12명은 입원환자 1명으로 환산함.

054 종합병원의 경우 의사의 정원기준에 관한 내용이다. (A)와 (B)의 인원으로 옳은 것은?

> • 연평균 1일 입원환자수를 (A)명으로 나눈 수(소수점은 올림), 외래환자 (B) 명은 입원환자 1명으로 환산함.

	①	②	③	④	⑤
A	15	20	20	25	30
B	2	2	3	3	4

[정답] ③

[해설] 문제 053번 참조

055 종합병원의 경우 간호사의 정원기준에 관한 내용이다. (A)와 (B)의 인원으로 옳은 것은?

> • 연평균 1일 입원환자수를 (A)명으로 나눈 수(소수점은 올림), 외래환자 (B)명은 입원환자 1명으로 환산함.

	①	②	③	④	⑤
A	2	2.5	3	3.5	4
B	10	12	14	16	18

[정답] ②

[해설] 문제 053번 참조

056 요양병원의 경우 의사의 정원기준에 관한 내용이다. (A), (B), (C)의 인원으로 옳은 것은?

> • 연평균 1일 입원환자수 (A)명까지는 2명으로 하되, (A)명을 초과하는 입원 환자는 매 (B)명마다 1명을 기준으로 함(한의사를 포함하여 환산함), 외래환자 (C)명은 입원환자 1명으로 환산함.

	①	②	③	④	⑤
A	50	60	70	80	100
B	10	20	30	40	50
C	2	2	3	3	4

[정답] ④

[해설] 문제 053번 참조

057 요양병원의 경우 간호사의 정원기준에 관한 내용이다. (A), (B), (C)의 인원으로 옳은 것은?

> • 연평균 1일 입원환자 (A)명마다 1명을 기준으로 함(다만 간호조무사는 간호사 정원의 (B)범위 내에서 둘 수 있음), 외래환자 (C)명은 입원환자 1명으로 환산함.

	①	②	③	④	⑤
A	4	4	6	6	8
B	1/2	1/3	2/3	1/4	3/4
C	10	10	12	12	14

[정답] ③

[해설] 문제 053번 참조

058 520병상을 갖춘 종합병원의 경우 약사의 정원기준에 관한 내용이다. (A)와 (B)의 수로 옳은 것은?

> • 연평균 1일 입원환자를 (A)명으로 나눈 수와 외래환자 원내조제 처방전을 (B)매로 나눈 수를 합한 수 이상의 약사

	①	②	③	④	⑤
A	30	40	50	60	70
B	55	65	75	85	95

[정답] ③

[해설] 규칙 제38조(의료인 등의 정원) ① 법 제36조(준수사항)제5호에 따른 의료기관의 종류에 따른 의료인의 정원 기준에 관한 사항은 별표 5의2와 같다.

[상급종합병원]

약사 : 연평균 1일 입원환자를 30명으로 나눈 수와 외래환자 원내조제 처방전을 75매로 나눈 수를 합한 수 이상의 약사

[종합병원 500병상 이상]

약사 : 연평균 1일 입원환자를 50명으로 나눈 수와 외래환자 원내조제 처방전을 75매로 나눈 수를 합한 수 이상의 약사

[종합병원 300병상 이상, 500병상 미만]

약사 : 연평균 1일 입원환자를 80명으로 나눈 수와 외래환자 원내조제 처방전을 75매로 나눈 수를 합한 수 이상의 약사

[종합병원 300병상 미만]

약사 : 1인 이상

[병원]

약사 : 1인 이상. 다만, 100병상 이하의 경우에는 주당 16시간 이상의 시간제 근무약사를 둘 수 있다.

[요양병원]

약사 : 1인 이상 또는 한약사. 다만, 200병상 이하의 경우에는 주당 16시간 이상의 시간제 근무약사 또는 한약사를 둘 수 있다.

059 400병상을 갖춘 종합병원의 경우 약사의 정원기준에 관한 내용이다. (A)와 (B)의 수로 옳은 것은?

> • 연평균 1일 입원환자를 (A)명으로 나눈 수와 외래환자 원내조제 처방전을 (B)매로 나눈 수를 합한 수 이상의 약사

	①	②	③	④	⑤
A	60	70	80	90	100
B	55	65	75	85	95

[정답] ③

[해설] 문제 058번 참조

060 환자에게 제공되는 식사의 종류로 옳은 것은?
① 일반식과 특식　　② 일반식과 환자식　　③ 일반식과 치료식
④ 보호자식과 환자식　　⑤ 보호자식과 치료식

[정답] ③

[해설] 규칙 제39조(급식관리) 입원시설을 갖춘 종합병원 · 병원 · 치과병원 · 한방병원 또는 요양병원을 개설하는 자는 법 제36조(준수사항)제6호에 따라 별표 6에서 정하는 바에 따라 환자의 식사를 위생적으로 관리 · 제공하여야 한다.

[별표 6] 의료기관의 급식관리 기준

1. 환자의 영양관리에 관한 사항을 심의하기 위하여 병원장이나 부원장을 위원장으로 하는 영양관리위원회를 둔다.

2. 환자의 식사는 일반식과 치료식으로 구분하여 제공한다.

3. 환자급식을 위한 식단은 영양사가 작성하고 환자의 필요 영양량을 충족시킬 수 있어야 한다.

4. 환자음식은 뚜껑이 있는 식기나 밀폐된 배식차에 넣어 적당한 온도를 유지한 상태에서 공급하여야 한다.

5. 영양사는 완성된 식사를 평가하기 위하여 매 끼 검식(檢食)을 실시하며, 이에 대한 평가 결과를 검식부(檢食簿)에 기록하여야 한다.

6. 영양사는 의사가 영양지도를 의뢰한 환자에 대하여 영양 상태를 평가하고, 영양 상담

및 지도를 하며, 그 내용을 기록하여야 한다.

7. 식기와 급식용구는 매 식사 후 깨끗이 세척·소독하여야 하며, 전염성 환자의 식기는 일반 환자의 식기와 구분하여 취급하고, 매 식사 후 완전 멸균소독하여야 한다.

8. 수인성 전염병환자가 남긴 음식은 소독 후 폐기하여야 한다.

9. 병원장은 급식 관련 종사자에 대하여 연 1회 이상 정기건강진단을 실시하여야 하며, 종사자가 전염성 질병에 감염되었을 경우에는 필요한 조치를 취하여야 한다.

10. 병원장은 급식 관련 종사자에게 위생교육을 실시하여야 한다.

061 수인성 전염병환자가 남긴 음식의 처리기준으로 옳은 것은?

① 폐기　　② 멸균　　③ 멸균 후 저장　　④ 멸균 후 폐기　　⑤ 소독 후 폐기

[정답] ⑤

[해설] 문제 060번 참조

062 군 지역에서 1개월 이상 휴업을 하고자 할 때 신고기관장으로 옳은 것은?

① 군수　　② 시장　　③ 도지사　　④ 보건소장　　⑤ 보건복지부장관

[정답] ①

[해설] 의료법 제40조(폐업·휴업 신고와 진료기록부등의 이관) ①의료기관 개설자는 의료업을 폐업하거나 1개월 이상 휴업(입원환자가 있는 경우에는 1개월 미만의 휴업도 포함한다. 이하 이 조에서 이와 같다)하려면 보건복지부령으로 정하는 바에 따라 관할 시장·군수·구청장에게 신고하여야 한다.

063 폐업이나 휴업 신고 시 진료기록부등의 이관에 관한 내용이다. (　) 안의 기관장으로 옳은 것은?

> • 의료기관 개설자는 폐업 또는 휴업 신고를 할 때 제22조(진료기록부등)나 제23조(전자의무기록)에 따라 기록·보존하고 있는 진료기록부등을 (　　)에게 넘겨야 한다.

① 관할 군수　　　　② 관할 시장　　　　③ 관할 도지사

④ 관할 보건소장　　⑤ 보건복지부장관

[정답] ④

[해설] 의료법 제40조(폐업 · 휴업 신고와 진료기록부등의 이관) ②의료기관 개설자는 제1항에 따라 폐업 또는 휴업 신고를 할 때 제22조나 제23조에 따라 기록 · 보존하고 있는 진료기록부등을 관할 보건소장에게 넘겨야 한다. 다만, 의료기관 개설자가 보건복지부령으로 정하는 바에 따라 진료기록부등의 보관계획서를 제출하여 관할 보건소장의 허가를 받은 경우에는 직접 보관할 수 있다.

064 구청장이 의료업의 폐업 또는 휴업 신고를 받은 경우에 확인해야할 사항으로 옳은 것은?

> 가. 환자의 권익 보호를 위한 조치를 하였는지 여부
> 나. 의료기관에서 나온 세탁물의 적정한 처리를 완료하였는지 여부
> 다. 진료기록부등(전자의무기록을 포함한다)을 적정하게 넘겼거나 직접 보관하고 있는지 여부
> 라. 폐업 또는 휴업하고자 하는 의료기관 직원들에 대한 임금 지급 여부

① 가, 나, 다   ② 가, 다   ③ 나, 라
④ 라   ⑤ 가, 나, 다, 라

[정답] ①

[해설] 시행령 제17조의2(폐업 · 휴업 시 조치사항) 시장 · 군수 · 구청장(자치구의 구청장을 말한다. 이하 같다)은 법 제40조(폐업 · 휴업 신고와 진료기록부등의 이관) 제1항에 따라 의료업의 폐업 또는 휴업 신고를 받은 경우에는 같은 조 제5항에 따라 다음 각 호의 사항에 대한 확인 조치를 하여야 한다.

1. 법 제16조제1항에 따라 의료기관에서 나온 세탁물의 적정한 처리를 완료하였는지 여부
2. 법 제40조제2항에 따라 법 제22조제1항에 따른 진료기록부등(전자의무기록을 포함한다)을 적정하게 넘겼거나 직접 보관하고 있는지 여부
3. 법 제40조제4항에 따라 환자의 권익 보호를 위한 조치를 하였는지 여부
4. 그 밖에 제1호부터 제3호까지의 규정에 준하는 사항으로서 의료업의 폐업 또는 휴업의 적정한 관리를 위하여 보건복지부장관이 특히 필요하다고 인정하는 사항

065 입원환자가 180명인 일반병원의 경우 당직 간호사의 수로 옳은 것은?
① 1명   ② 2명   ③ 3명   ④ 4명   ⑤ 5명

[정답] ②

[해설] 규칙 제39조의6(당직의료인) ① 법 제41조(당직의료인)제2항에 따라 각종 병원에 두어야 하는 당직의료인의 수는 입원환자 200명까지는 의사 · 치과의사 또는 한의사의 경우에는 1명, 간호사의 경우에는 2명을 두되, 입원환자 200명을 초과하는 200명마다 의사 · 치과의사 또는 한의사의 경우에는 1명, 간호사의 경우에는 2명을 추가한 인원 수로 한다.

② 제1항에도 불구하고 법 제3조제2항제3호라목에 따른 요양병원에 두어야 하는 당직의료인의 수는 다음 각 호의 기준에 따른다.

1. 의사 · 치과의사 또는 한의사의 경우에는 입원환자 300명까지는 1명, 입원환자 300명을 초과하는 300명마다 1명을 추가한 인원 수

2. 간호사의 경우에는 입원환자 80명까지는 1명, 입원환자 80명을 초과하는 80명마다 1명을 추가한 인원 수

066 입원환자가 240명인 요양병원의 경우 당직 간호사의 수로 옳은 것은?

① 1명   ② 2명   ③ 3명

④ 4명   ⑤ 5명

[정답] ③

[해설] 문제 065번 참조

067 감염관리실에서 근무하는 사람이 받아야할 교육 이수시간으로 옳은 것은?

① 매년 10시간 이상   ② 매년 12시간 이상   ③ 매년 14시간 이상

④ 매년 16시간 이상   ⑤ 매년 18시간 이상

[정답] ④

[해설] 규칙 제46조(감염관리실의 운영 등) ① 법 제47조(병원감염 예방)제1항에 따라 감염관리실에서 감염관리 업무를 수행하는 사람의 인력기준 및 배치기준은 별표 8의2와 같다.

② 제1항에 따라 감염관리실에 두는 인력 중 1명 이상은 감염관리실에서 전담 근무하여야 한다.

③ 제1항에 따라 감염관리실에서 근무하는 사람은 별표 8의3에서 정한 교육기준에 따라 교육을 받아야 한다. 교육이수시간 : 매년 16시간 이상.

068 환자를 다른 의료기관으로 전원(轉院)시키려 할 때 누구에게 사항을 알리고 승인을 요청하는가?

① 지역보건소장　　　　　　② 도지사 · 구청장

③ 시장 · 군수 · 구청장　　　④ 관련 의료기관의 병원장

⑤ 보건복지부장관

[정답] ③

[해설] 규칙 제47조(입원환자의 전원) ① 법 제47조의2(입원환자의 전원)에서 "환자나 보호자의 동의를 받을 수 없는 등 보건복지부령으로 정하는 불가피한 사유"란 환자가 의사표시를 할 수 없는 상태에 있거나 보호자와 연락이 되지 않아 환자나 보호자의 동의를 받을 수 없는 경우를 말한다.

② 의료기관의 장은 법 제47조의2에 따라 환자를 다른 의료기관으로 전원(轉院)시키려면 시장 · 군수 · 구청장에게 다음 각 호의 사항을 알리고 승인을 요청해야 한다.

1. 환자가 현재 입원 중인 의료기관과 전원시키려는 의료기관의 명칭 · 주소 · 전화번호

2. 환자 또는 보호자의 성명 · 주민등록번호 · 주소 · 전화번호

3. 전원일자

4. 전원사유

069 의료기관의 장이 환자를 다른 의료기관으로 전원(轉院)시킬 때 신고 기관장에게 알려야 할 사항으로 옳은 것은?

가. 전원사유와 일자
나. 환자의 성명 · 주민등록번호 · 주소 · 전화번호
다. 전원시키려는 의료기관의 명칭 · 주소 · 전화번호
라. 환자의 가족관계 및 질병에 관한 병력과 처치과정

① 가, 나, 다　　　　② 가, 다　　　　③ 나, 라

④ 라　　　　　　　⑤ 가, 나, 다, 라

[정답] ①

[해설] 문제 068번 참조

070 군 지역에서 의료법인이 정관을 변경하고자 할 때 허가기관장으로 옳은 것은?

① 군수   ② 시장   ③ 도지사

④ 보건소장   ⑤ 보건복지부장관

[정답] ③

[해설] 의료법 제48조(설립 허가 등) 의료법인이 재산을 처분하거나 정관을 변경하려면 시·도지사의 허가를 받아야 한다.

071 보건복지부장관의 승인이 없을 때 의료법인의 이사수로 옳은 것은?

① 3명 이상 10명 이하   ② 3명 이상 15명 이하   ③ 5명 이상 10명 이하

④ 5명 이상 15명 이하   ⑤ 5명 이상 20명 이하

[정답] ④

[해설] 의료법 제48조의2(임원) 의료법인에는 5명 이상 15명 이하의 이사와 2명의 감사를 두되, 보건복지부장관의 승인을 받아 그 수를 증감할 수 있다.

072 의료법인이 개설하는 의료기관에서 의료업무 외에 할 수 있는 부대사업으로 옳은 것은?

가. 장례식장의 설치·운영 나. 의료나 의학에 관한 조사 연구 다. 노인의료복지시설의 설치·운영 라. 일반음식점영업, 이용업, 미용업 등 의료기관 종사자 등의 편의시설

① 가, 나, 다   ② 가, 다   ③ 나, 라

④ 라   ⑤ 가, 나, 다, 라

[정답] ⑤

[해설] 의료법 제49조(부대사업) ①의료법인은 그 법인이 개설하는 의료기관에서 의료업무 외에 다음의 부대사업을 할 수 있다. 이 경우 부대사업으로 얻은 수익에 관한 회계는 의료법인의 다른 회계와 구분하여 계산하여야 한다.

    1. 의료인과 의료관계자 양성이나 보수교육

    2. 의료나 의학에 관한 조사 연구

3. 「노인복지법」 제31조제2호에 따른 노인의료복지시설의 설치 · 운영

4. 「장사 등에 관한 법률」 제29조제1항에 따른 장례식장의 설치 · 운영

5. 「주차장법」 제19조제1항에 따른 부설주차장의 설치 · 운영

6. 의료업 수행에 수반되는 의료정보시스템 개발 · 운영사업 중 대통령령으로 정하는 사업

7. 그 밖에 휴게음식점영업, 일반음식점영업, 이용업, 미용업 등 환자 또는 의료법인이 개설한 의료기관 종사자 등의 편의를 위하여 보건복지부령으로 정하는 사업

073 의료법인이 개설하는 의료기관에서 의료업무 외에 보건복지부령으로 정하는 부대사업으로 옳은 것은?

가. 제과점영업, 위탁급식영업
나. 소매업 중 편의점, 슈퍼마켓
다. 체력단련장업 및 종합체육시설업
라. 장애인보조기구의 제조 · 개조 · 수리업

① 가, 나, 다   ② 가, 다   ③ 나, 라

④ 라   ⑤ 가, 나, 다, 라

[정답] ⑤

[해설] 규칙 제60조(부대사업) 법 제49조(부대사업)제1항제7호에서 "휴게음식점영업, 일반음식점영업, 이용업, 미용업 등 환자 또는 의료법인이 개설한 의료기관 종사자 등의 편의를 위하여 보건복지부령으로 정하는 사업"이란 다음 각 호의 사업을 말한다.

1. 휴게음식점영업, 일반음식점영업, 제과점영업, 위탁급식영업

2. 소매업 중 편의점, 슈퍼마켓, 자동판매기영업 및 서점

2의2. 의류 등 생활용품 판매업 및 식품판매업(건강기능식품 판매업은 제외한다). 다만, 의료법인이 직접 영위하는 경우는 제외한다.

3. 산후조리업

4. 목욕장업

5. 의료기기 임대 · 판매업. 다만, 의료법인이 직접 영위하는 경우는 제외한다.

6. 숙박업, 여행업 및 외국인환자 유치업

7. 수영장업, 체력단련장업 및 종합체육시설업

8. 장애인보조기구의 제조 · 개조 · 수리업

9. 다음 각 목의 어느 하나에 해당하는 업무를 하려는 자에게 의료법인이 개설하는 의료기

관의 건물을 임대하는 사업

　가. 이용업 및 미용업

　나. 안경 조제 · 판매업

　다. 은행업

　라. 의원급 의료기관 개설 · 운영(의료관광호텔에 부대시설로 설치하는 경우로서 진료과
　　　목이 의료법인이 개설하는 의료기관과 동일하지 아니한 경우로 한정한다)

074 대한민국의학한림원의 사업 범위가 아닌 것은?

① 종합병원 설립에 관한 구성 및 허가 사업

② 의학등의 분야별 중장기 연구 기획 및 건의

③ 보건의료인의 명예를 기리고 보전(保全)하는 사업

④ 의학등의 연구진흥에 필요한 조사 · 연구 및 정책자문

⑤ 의학등 및 국민건강과 관련된 사회문제에 관한 정책자문 및 홍보

[정답] ①

[해설] 의료법 제52조의2(대한민국의학한림원) 한림원은 다음 각 호의 사업을 한다.

　　1. 의학등의 연구진흥에 필요한 조사 · 연구 및 정책자문

　　2. 의학등의 분야별 중장기 연구 기획 및 건의

　　3. 의학등의 국내외 교류협력사업

　　4. 의학등 및 국민건강과 관련된 사회문제에 관한 정책자문 및 홍보

　　5. 보건의료인의 명예를 기리고 보전(保全)하는 사업

　　6. 보건복지부장관이 의학등의 발전을 위하여 지정 또는 위탁하는 사업

075 의료법인이 갖추어야할 서류 및 장부로 옳지 않은 것은?

① 정관

② 이사회 회의록

③ 재산대장 및 부채대장

④ 환자의 입원과 퇴원 현황

⑤ 수입 · 지출에 관한 장부 및 증명서류

[정답] ④

[해설] 규칙 제55조(서류 및 장부의 비치) ① 의료법인은 「민법」 제55조(재산목록과 사원명부)에 규정된 것 외에 다음 각 호의 서류와 장부를 갖추어 두어야 한다.

   1. 정관
   2. 임직원의 명부와 이력서
   3. 이사회 회의록
   4. 재산대장 및 부채대장
   5. 보조금을 받은 경우에는 보조금관리대장
   6. 수입·지출에 관한 장부 및 증명서류
   7. 업무일지
   8. 주무관청 및 관계 기관과 주고받은 서류

② 재산목록과 제1항제1호부터 제5호까지의 서류는 영구 보존하고, 제6호의 서류는 10년 보존하며, 그 밖의 서류는 3년 이상 보존하여야 한다.

076 의료법인의 이사회 회의록 보존기간으로 옳은 것은?

① 1년   ② 3년   ③ 6년
④ 10년   ⑤ 영구

[정답] ⑤
[해설] 문제 075번 참조

077 의료법인의 수입·지출에 관한 장부 및 증명서류의 보존기간으로 옳은 것은?

① 1년   ② 3년   ③ 6년
④ 10년   ⑤ 영구

[정답] ④
[해설] 문제 075번 참조

078 의료법에서 규정하고 있는 신의료기술의 의미로 옳은 것은?

① 기존의 의료기술을 발전시킨 것으로서 보건소장이 안전성·유효성을 평가할 필요성이 있다고 인정하는 것

② 기존의 의료기술을 발전시킨 것으로서 시·도지사가 안전성·유효성을 평가할 필요성이 있다고 인정하는 것

③ 새로 개발된 의료기술로서 시·도지사가 안전성·유효성을 평가할 필요성이 있다고 인정하는 것

④ 새로 개발된 의료기술로서 식품의약안전처장이 안전성·유효성을 평가할 필요성이 있다고 인정하는 것

⑤ 새로 개발된 의료기술로서 보건복지부장관이 안전성·유효성을 평가할 필요성이 있다고 인정하는 것

[정답] ⑤

[해설] 의료법 제53조(신의료기술의 평가) ①보건복지부장관은 국민건강을 보호하고 의료기술의 발전을 촉진하기 위하여 대통령령으로 정하는 바에 따라 제54조에 따른 신의료기술평가위원회의 심의를 거쳐 신의료기술의 안전성·유효성 등에 관한 평가(이하 "신의료기술평가"라 한다)를 하여야 한다.

　②제1항에 따른 신의료기술은 새로 개발된 의료기술로서 보건복지부장관이 안전성·유효성을 평가할 필요성이 있다고 인정하는 것을 말한다.

079 신의료기술평가위원회 위원장으로 임명이 가능한 자로 옳은 것은?

① 한의사회에서 추천하는 자

② 소비자단체에서 추천하는 자

③ 보건의료정책 관련 업무를 담당하고 있는 보건복지부 소속 공무원

④ 보건의료정책 관련 업무를 담당하고 있는 보건복지부 소속 5급 이상의 공무원

⑤ 변호사 자격을 가진 자로서 보건의료와 관련된 업무에 5년 이상 종사한 경력이 있는자

[정답] ①

[해설] 의료법제54조(신의료기술평가위원회의 설치 등) ① 보건복지부장관은 신의료기술평가에 관한 사항을 심의하기 위하여 보건복지부에 신의료기술평가위원회(이하 "위원회"라 한다)를 둔다.

② 위원회는 위원장 1명을 포함하여 20명 이내의 위원으로 구성한다.

③ 위원은 다음 각 호의 자 중에서 보건복지부장관이 위촉하거나 임명한다. 다만, 위원장은 제1호 또는 제2호의 자 중에서 임명한다.

　1. 제28조제1항에 따른 의사회·치과의사회·한의사회에서 각각 추천하는 자

　2. 보건의료에 관한 학식이 풍부한 자

　3. 소비자단체에서 추천하는 자

　4. 변호사의 자격을 가진 자로서 보건의료와 관련된 업무에 5년 이상 종사한 경력이 있는 자

　5. 보건의료정책 관련 업무를 담당하고 있는 보건복지부 소속 5급 이상의 공무원

080 의료광고를 해서는 안 되는 내용으로 옳은 것은?

가. 객관적인 사실을 과장하는 내용의 광고
나. 다른 의료인등을 비방하는 내용의 광고
다. 수술 장면 등 직접적인 시술행위를 노출하는 내용의 광고
라. 다른 의료인등의 기능 또는 진료 방법과 비교하는 내용의 광고

① 가, 나, 다　　　　　② 가, 다　　　　　③ 나, 라
④ 라　　　　　　　　 ⑤ 가, 나, 다, 라

[정답] ⑤

[해설] 의료법 제56조(의료광고의 금지 등) ②의료인등은 다음 각 호의 어느 하나에 해당하는 의료 광고를 하지 못한다.

　1. 제53조에 따른 평가를 받지 아니한 신의료기술에 관한 광고

　2. 환자에 관한 치료경험담 등 소비자로 하여금 치료 효과를 오인하게 할 우려가 있는 내용의 광고

　3. 거짓된 내용을 표시하는 광고

　4. 다른 의료인등의 기능 또는 진료 방법과 비교하는 내용의 광고

　5. 다른 의료인등을 비방하는 내용의 광고

　6. 수술 장면 등 직접적인 시술행위를 노출하는 내용의 광고

　7. 의료인등의 기능, 진료 방법과 관련하여 심각한 부작용 등 중요한 정보를 누락하는 광고

　8. 객관적인 사실을 과장하는 내용의 광고

　9. 법적 근거가 없는 자격이나 명칭을 표방하는 내용의 광고

　10. 신문, 방송, 잡지 등을 이용하여 기사(記事) 또는 전문가의 의견 형태로 표현되는 광고

11. 제57조에 따른 심의를 받지 아니하거나 심의받은 내용과 다른 내용의 광고

12. 제27조제3항에 따라 외국인환자를 유치하기 위한 국내광고

13. 소비자를 속이거나 소비자로 하여금 잘못 알게 할 우려가 있는 방법으로 제45조에 따른 비급여 진료비용을 할인하거나 면제하는 내용의 광고

14. 각종 상장·감사장 등을 이용하는 광고 또는 인증·보증·추천을 받았다는 내용을 사용하거나 이와 유사한 내용을 표현하는 광고. 다만, 다음 각 목의 어느 하나에 해당하는 경우는 제외한다.

　가. 제58조에 따른 의료기관 인증을 표시한 광고

　나. 「정부조직법」 제2조부터 제4조까지의 규정에 따른 중앙행정기관·특별지방행정기관 및 그 부속기관, 「지방자치법」 제2조에 따른 지방자치단체 또는 「공공기관의 운영에 관한 법률」 제4조에 따른 공공기관으로부터 받은 인증·보증을 표시한 광고

　다. 다른 법령에 따라 받은 인증·보증을 표시한 광고

　라. 세계보건기구와 협력을 맺은 국제평가기구로부터 받은 인증을 표시한 광고 등 대통령령으로 정하는 광고

15. 그 밖에 의료광고의 방법 또는 내용이 국민의 보건과 건전한 의료경쟁의 질서를 해치거나 소비자에게 피해를 줄 우려가 있는 것으로서 대통령령으로 정하는 내용의 광고

081 의료광고에 관한 내용이다. (A),(B)의 내용으로 옳은 것은?

> • (A)인 사실을 과장하는 내용이나, 법적 근거가 없는 (B)이나 명칭을 표방하는 내용의 광고는 하지 못한다.

	①	②	③	④	⑤
A	객관적	객관적	주관적	주관적	일반적
B	면허	자격	인증	자격	인증

[정답] ②

[해설] 문제 080번 참조

082 의료기관의 인증기준으로 옳지 않은 것은?

① 환자 만족도

② 환자의 권리와 안전

③ 의료서비스의 제공과정 및 성과

④ 의료기관의 조직·인력관리 및 운영

⑤ 의료기관의 수익체계 및 성과급 실적

[정답] ⑤

[해설] 의료법 제58조의3(의료기관 인증기준 및 방법 등) 의료기관 인증기준은 다음 각 호의 사항을 포함하여야 한다.

　1. 환자의 권리와 안전

　2. 의료기관의 의료서비스 질 향상 활동

　3. 의료서비스의 제공과정 및 성과

　4. 의료기관의 조직·인력관리 및 운영

　5. 환자 만족도

083 의료기관 인증의 유효기간으로 옳은 것은?

① 1년　　　　　　② 2년　　　　　　③ 3년

④ 4년　　　　　　⑤ 5년

[정답] ④

[해설] 의료법 제58조의3(의료기관 인증기준 및 방법 등) 인증의 유효기간은 4년으로 한다. 다만, 조건부인증의 경우에는 유효기간을 1년으로 한다.

084 의료기관의 인증 평가결과 및 인증등급에 대하여 이의가 있는 경우 이의신청서 제출기일로 옳은 것은?

① 통보받은 날부터 15일 내　　　② 통보받은 날부터 20일 내

③ 통보받은 날부터 25일 내　　　④ 통보받은 날부터 30일 내

⑤ 통보받은 날부터 40일 내

[정답] ④

085 의료기관 인증마크의 사용기간으로 옳은 것은?

① 1년   ② 2년   ③ 3년

④ 4년   ⑤ 5년

[정답] ④

[해설] 규칙 제64조의6(인증마크의 도안 및 표시방법) ② 인증마크의 사용기간은 법 제58조의3(의료기관 인증기준 및 방법 등)제5항에 따른 의료기관 인증의 유효기간으로 한다.

086 의료기관 인증의 공표내용으로 옳지 않은 것은?

① 인증기준에 따른 평가결과

② 인증등급 및 인증의 유효기간

③ 해당 의료기관의 명칭 및 종별

④ 인증등급에 따른 의료서비스 변경사항

⑤ 해당 의료기관의 진료과목 등 일반현황

[정답] ④

[해설] 규칙 제64조의7(의료기관 인증의 공표) 인증전담기관의 장은 법 제58조의7제1항에 따라 다음 각 호의 사항을 인터넷 홈페이지 등에 공표하여야 한다.

1. 해당 의료기관의 명칭, 종별, 진료과목 등 일반현황

2. 인증등급 및 인증의 유효기간

3. 인증기준에 따른 평가결과

4. 그 밖에 의료의 질과 환자 안전의 수준을 높이기 위하여 보건복지부장관이 정하는 사항

087 의료기관인증위원회 위원의 위촉이나 임명권자로 옳은 것은?

① 시·도지사

② 의사협회회장

③ 의사협회이사장

④ 보건복지부장관

⑤ 의료기관인증위원회 이사장

[정답] ④

[해설] 시행령 제30조(의료기관인증위원회의 구성) 법 제58조의2(의료기관인증위원회)제1항에 따른 의료기관인증위원회(이하 "인증위원회"라 한다)의 위원은 다음 각 호의 구분에 따라 보건복지부장관이 임명하거나 위촉한다.

   1. 법 제28조(중앙회와 지부)에 따른 의료인 단체 및 법 제52조(의료기관단체 설립)에 따른 의료기관단체에서 추천하는 사람 5명

   2. 노동계, 시민단체(「비영리민간단체지원법」 제2조에 따른 비영리민간단체를 말한다), 소비자단체(「소비자기본법」 제29조에 따른 소비자단체를 말한다)에서 추천하는 사람 5명

   3. 보건의료 또는 의료기관 시설물 안전진단에 관한 학식과 경험이 풍부한 사람 3명

   4. 보건복지부 소속 3급 이상 공무원 또는 고위공무원단에 속하는 공무원 1명

088 의료기관인증위원회 위원의 구성원에 해당하지 않은 것은?

① 고위공무원단에 속하는 공무원

② 소비자단체에서 추천하는 사람

③ 응급구조사협회에서 추천하는 사람

④ 의료기관단체에서 추천하는 사람

⑤ 보건복지부 소속 3급 이상 공무원

[정답] ③

[해설] 문제 087번 참조

089 의료기관인증위원회 위원의 임기로 옳은 것은?

① 1년　　　　　　　② 2년　　　　　　　③ 3년

④ 4년　　　　　　　⑤ 5년

[정답] ②

[해설] 시행령 제31조(위원의 임기) ① 제30조(의료기관인증위원회의 구성)제1호부터 제3호까지의
　　　위원의 임기는 2년으로 한다.

② 위원의 사임 등으로 새로 위촉된 위원의 임기는 전임 위원 임기의 남은 기간으로 한다.

090 의료기관인증위원회 간사로 지명될 수 있는 사람으로 옳은 것은?

① 고위공무원단 소속 위원

② 시민단체 소속 위원

③ 소비자단체 소속 위원

④ 의료기관단체 소속 위원

⑤ 보건복지부 소속 위원

[정답] ⑤

[해설] 시행령 제31조의4(간사)

　　　① 인증위원회에 인증위원회의 사무를 처리하기 위하여 간사 1명을 둔다.

　　　② 간사는 보건복지부 소속 공무원 중에서 보건복지부장관이 지명한다.

091 의료인의 품위 손상 행위의 범위에 속하지 않은 것은?

① 비도덕적 진료행위

② 거짓 또는 과대 광고행위

③ 부당하게 많은 진료비를 요구하는 행위

④ 약물의 효과를 설명하고 추천하는 행위

⑤ 직무와 관련하여 부당하게 금품을 수수하는 행위

[정답] ④

[해설] 시행령 제32조(의료인의 품위 손상 행위의 범위) ① 법 제66조(자격정지 등)제2항에 따른 의
　　　료인의 품위 손상 행위의 범위는 다음 각 호와 같다.

1. 학문적으로 인정되지 아니하는 진료행위(조산 업무와 간호 업무를 포함한다. 이하 같다)

2. 비도덕적 진료행위

3. 거짓 또는 과대 광고행위

3의2. 「방송법」 제2조제1호에 따른 방송, 「신문 등의 진흥에 관한 법률」 제2조제1호·제2호에 따른 신문·인터넷신문 또는 「잡지 등 정기간행물의 진흥에 관한 법률」 제2조제1호에 따른 정기간행물의 매체에서 다음 각 목의 건강·의학정보(의학, 치의학, 한의학, 조산학 및 간호학의 정보를 말한다. 이하 같다)에 대하여 거짓 또는 과장하여 제공하는 행위

　가. 「식품위생법」 제2조제1호에 따른 식품에 대한 건강·의학정보

　나. 「건강기능식품에 관한 법률」 제3조제1호에 따른 건강기능식품에 대한 건강·의학정보

　다. 「약사법」 제2조제4호부터 제7호까지의 규정에 따른 의약품, 한약, 한약제제 또는 의약외품에 대한 건강·의학정보

　라. 「의료기기법」 제2조제1항에 따른 의료기기에 대한 건강·의학정보

　마. 「화장품법」 제2조제1호부터 제3호까지의 규정에 따른 화장품, 기능성화장품 또는 유기농화장품에 대한 건강·의학정보

4. 불필요한 검사·투약(投藥)·수술 등 지나친 진료행위를 하거나 부당하게 많은 진료비를 요구하는 행위

5. 전공의(專攻醫)의 선발 등 직무와 관련하여 부당하게 금품을 수수하는 행위

6. 다른 의료기관을 이용하려는 환자를 영리를 목적으로 자신이 종사하거나 개설한 의료기관으로 유인하거나 유인하게 하는 행위

7. 자신이 처방전을 발급하여 준 환자를 영리를 목적으로 특정 약국에 유치하기 위하여 약국개설자나 약국에 종사하는 자와 담합하는 행위

092 한지(限地) 의료인이 2개 시·도 이상에 걸쳐있는 지역으로 허가지역을 변경하려는 경우 허가권자로 옳은 것은?

① 의사협회장

② 보건복지부장관

③ 국립중앙의료원장

④ 소재지 관할 보건소장

⑤ 소재지 관할 시·도지사

[정답] ②

[해설] 규칙 제75조(한지 의료인의 허가지역 변경) ① 법 제79조(한지 의료인)제3항에 따라 한지(限地) 의료인이 그 허가지역을 변경하려는 경우에는 그 소재지를 관할하는 시·도지사의 허가를 받아야 한다. 다만, 다른 시·도로 변경하거나 2개 시·도 이상에 걸쳐있는 지역으로 변경하려는 경우에는 보건복지부장관의 허가를 받아야 한다.

093 태아 성 감별을 목적으로 임부를 진찰하거나 검사하였을 때의 면허정지기간으로 옳은 것은?

① 6개월 이내   ② 1년 범위   ③ 18개월 이내

④ 2년 범위   ⑤ 2년 이상

[정답] ②

[해설] 의료법 제66조(자격정지 등) ①보건복지부장관은 의료인이 다음 각 호의 어느 하나에 해당하면 1년의 범위에서 면허자격을 정지시킬 수 있다. 이 경우 의료기술과 관련한 판단이 필요한 사항에 관하여는 관계 전문가의 의견을 들어 결정할 수 있다.

1. 의료인의 품위를 심하게 손상시키는 행위를 한 때
2. 의료기관 개설자가 될 수 없는 자에게 고용되어 의료행위를 한 때
2의2. 제4조(의료인과 의료기관의 장의 의무) 제6항을 위반한 때
3. 제17조(진단서 등) 제1항 및 제2항에 따른 진단서·검안서 또는 증명서를 거짓으로 작성하여 내주거나 제22조제1항에 따른 진료기록부등을 거짓으로 작성하거나 고의로 사실과 다르게 추가기재·수정한 때
4. 제20조(태아 성 감별 행위 등 금지)를 위반한 경우
5. 제27조(무면허 의료행위 등 금지)제5항을 위반하여 의료인이 아닌 자로 하여금 의료행위를 하게 한 때
6. 의료기사가 아닌 자에게 의료기사의 업무를 하게 하거나 의료기사에게 그 업무 범위를 벗어나게 한 때
7. 관련 서류를 위조·변조하거나 속임수 등 부정한 방법으로 진료비를 거짓 청구한 때
8. 삭제
9. 제23조의5(부당한 경제적 이익등의 취득 금지)를 위반하여 경제적 이익등을 제공받은 때
10. 그 밖에 이 법 또는 이 법에 따른 명령을 위반한 때

094 의료인이 아닌 자로 하여금 의료행위를 하게 한 때의 면허정지기간으로 옳은 것은?

① 6개월 이내   ② 1년 범위   ③ 18개월 이내

④ 2년 범위   ⑤ 2년 이상

[정답] ②

[해설] 문제 093번 참조

095 간호조무사 교육훈련기관 지정 취소사유에 관한 내용이다. ( )안의 기간으로 옳은 것은?

> • 정당한 사유 없이 교육훈련 업무를 거부하거나 ( ) 이상 교육훈련을 실시하지 아니한 경우에는 간호조무사 교육훈련기관 지정을 취소할 수 있다.

① 3개월   ② 4개월   ③ 5개월

④ 6개월   ⑤ 1년

[정답] ①

[해설] 시행령 제41조(간호조무사 교육훈련기관 지정 취소사유) 법 제80조(간호조무사 자격)제3항에서 "거짓이나 그 밖의 부정한 방법으로 지정받는 등 대통령령으로 정하는 사유"란 다음 각호의 사유를 말한다.

   1. 거짓이나 그 밖의 부정한 방법으로 지정받는 경우

   2. 간호조무사 교육훈련기관의 지정 기준에 미달하는 경우

   3. 정당한 사유 없이 교육훈련 업무를 거부하거나 3개월 이상 교육훈련을 실시하지 아니한 경우

   4. 거짓이나 그 밖의 부정한 방법으로 교육훈련 졸업증명서 또는 이수증명서를 발급한 경우

   5. 교육과정 및 교육내용이 법령에 위반되거나 교육훈련기관의 지정 목적을 달성하기 어렵다고 인정되는 경우

096 '의료유사업'으로 구분되는 직종으로 옳은 것은?

① 접골사, 침사, 구사

② 요양보호사, 침사, 구사

③ 침사, 구사, 진료보조사

④ 접골사, 구사, 간호조무사

⑤ 접골사, 침사, 응급구조사

[정답] ①

[해설] 의료법 제81조(의료유사업자) ① 이 법이 시행되기 전의 규정에 따라 자격을 받은 접골사(接骨士), 침사(鍼士), 구사(灸士)(이하 "의료유사업자"라 한다)는 제27조에도 불구하고 각 해당 시술소에서 시술(施術)을 업(業)으로 할 수 있다.

② 의료유사업자에 대하여는 이 법 중 의료인과 의료기관에 관한 규정을 준용한다. 이 경우 "의료인"은 "의료유사업자"로, "면허"는 "자격"으로, "면허증"은 "자격증"으로, "의료기관"은 "시술소"로 한다.

③ 의료유사업자의 시술행위, 시술업무의 한계 및 시술소의 기준 등에 관한 사항은 보건복지부령으로 정한다.

097 의료행위가 이루어지는 장소에서 의료행위를 행하는 의료인을 폭행하여 상해에 이르게 한 경우의 벌칙으로 옳은 것은?

① 3년 이하의 징역 또는 1천만원 이상 5천만원 이하의 벌금

② 3년 이하의 징역 또는 3천만원 이상 7천만원 이하의 벌금

③ 5년 이하의 징역 또는 1천만원 이상 5천만원 이하의 벌금

④ 7년 이하의 징역 또는 1천만원 이상 7천만원 이하의 벌금

⑤ 7년 이하의 징역 또는 2천만원 이상 5천만원 이하의 벌금

[정답] ④

[해설] 의료법 제87조의2(벌칙) ① 제12조(의료기술 등에 대한 보호)제3항을 위반한 죄를 범하여 사람을 상해에 이르게 한 경우에는 7년 이하의 징역 또는 1천만원 이상 7천만원 이하의 벌금에 처하고, 중상해에 이르게 한 경우에는 3년 이상 10년 이하의 징역에 처하며, 사망에 이르게 한 경우에는 무기 또는 5년 이상의 징역에 처한다.

098 의료행위가 이루어지는 장소에서 의료행위를 행하는 의료인을 폭행하여 중상해에 이르게 한 경우의 벌칙으로 옳은 것은?

① 2년 이상 5년 이하의 징역

② 2년 이상 7년 이하의 징역

③ 3년 이상 7년 이하의 징역

④ 3년 이상 10년 이하의 징역

⑤ 5년 이상 10년 이하의 징역

[정답] ④

[해설] 문제 097번 참조

099 의료행위가 이루어지는 장소에서 의료행위를 행하는 의료인을 폭행하여 사망에 이르게 한 경우의 벌칙으로 옳은 것은?

① 2년 이상 5년 이하의 징역

② 2년 이상 7년 이하의 징역

③ 5년 이상 7년 이하의 징역

④ 무기 또는 5년 이하의 징역

⑤ 무기 또는 10년 이상의 징역

[정답] ④

[해설] 문제 097번 참조

100 전자의무기록 작성과 관리 업무를 하면서 알게 된 다른 사람의 정보를 누설한 의료기관 종사자에게 고소가 있을 때 처해지는 벌칙으로 옳은 것은?

① 2년 이하의 징역이나 1천만원 이하의 벌금

② 3년 이하의 징역이나 2천만원 이하의 벌금

③ 3년 이하의 징역이나 3천만원 이하의 벌금

④ 3년 이하의 징역이나 4천만원 이하의 벌금

⑤ 5년 이하의 징역이나 5천만원 이하의 벌금

[정답] ③

[해설] 의료법 제88조(벌칙) [제19조(정보 누설 금지)]에 해당하는 자는 3년 이하의 징역이나 3천만
원 이하의 벌금에 처한다. [제19조(정보 누설 금지)] ①의료인이나 의료기관 종사자는 이 법
이나 다른 법령에 특별히 규정된 경우 외에는 의료 · 조산 또는 간호업무나 제17조에 따른
진단서 · 검안서 · 증명서 작성 · 교부 업무, 제18조에 따른 처방전 작성 · 교부 업무, 제21조
에 따른 진료기록 열람 · 사본 교부 업무, 제22조제2항에 따른 진료기록부등 보존 업무 및 제
23조에 따른 전자의무기록 작성 · 보관 · 관리 업무를 하면서 알게 된 다른 사람의 정보를 누
설하거나 발표하지 못한다.

101 태아 성 감별을 목적으로 임부를 진찰하거나 검사하는 경우의 벌칙으로 옳은 것은?

① 1년 이하의 징역이나 1천만원 이하의 벌금

② 1년 이하의 징역이나 2천만원 이하의 벌금

③ 2년 이하의 징역이나 1천만원 이하의 벌금

④ 2년 이하의 징역이나 2천만원 이하의 벌금

⑤ 3년 이하의 징역이나 2천만원 이하의 벌금

[정답] ④

[해설] 의료법 제88조의2(벌칙) 제20조(태아 성 감별 행위 등 금지)를 위반한 자는 2년 이하의 징역
이나 2천만원 이하의 벌금에 처한다. 제20조(태아 성 감별 행위 등 금지) ①의료인은 태아
성 감별을 목적으로 임부를 진찰하거나 검사하여서는 아니 되며, 같은 목적을 위한 다른 사
람의 행위를 도와서도 아니 된다.

②의료인은 임신 32주 이전에 태아나 임부를 진찰하거나 검사하면서 알게 된 태아의 성
(性)을 임부, 임부의 가족, 그 밖의 다른 사람이 알게 하여서는 아니 된다.

102 의료기관의 인증을 받지 아니하고 인증서나 인증마크를 제작 · 사용하는 경우의 벌칙으
로 옳은 것은?

① 1년 이하의 징역이나 1천만원 이하의 벌금

② 1년 이하의 징역이나 2천만원 이하의 벌금

③ 2년 이하의 징역이나 1천만원 이하의 벌금

④ 2년 이하의 징역이나 2천만원 이하의 벌금

⑤ 3년 이하의 징역이나 2천만원 이하의 벌금

[정답] ①

[해설] 의료법 제89조(벌칙) 다음 각 호의 어느 하나에 해당하는 자는 1년 이하의 징역이나 1천만원 이하의 벌금에 처한다. 제58조의6(인증서와 인증마크) ① 보건복지부장관은 인증을 받은 의료기관에 인증서를 교부하고 인증을 나타내는 표시(이하 "인증마크"라 한다)를 제작하여 인증을 받은 의료기관이 사용하도록 할 수 있다.

② 누구든지 제58조제1항에 따른 인증을 받지 아니하고 인증서나 인증마크를 제작·사용하거나 그 밖의 방법으로 인증을 사칭하여서는 아니 된다.

103 응급환자와 입원환자의 진료 등에 필요한 당직의료인을 두지 않은 경우의 벌칙으로 옳은 것은?

① 100만원 이하의 벌금
② 300만원 이하의 벌금
③ 500만원 이하의 벌금
④ 700만원 이하의 벌금
⑤ 1,000만원 이하의 벌금

[정답] ③

[해설] 의료법 제90조(벌칙) 제41조, 제42조제1항, 제48조제3항·제4항, 제77조제2항을 위반한 자나 제63조에 따른 시정명령을 위반한 자와 의료기관 개설자가 될 수 없는 자에게 고용되어 의료행위를 한 자는 500만원 이하의 벌금에 처한다. 제41조(당직의료인) ① 각종 병원에는 응급환자와 입원환자의 진료 등에 필요한 당직의료인을 두어야 한다.

104 생명 또는 신체에 중대한 위해를 발생하게 할 우려가 있는 수술을 하려면서 환자나 환자의 법정대리인에게 설명이나 동의를 받지 않은 의료인에게 부과되는 과태료로 옳은 것은?

① 100만원 이하
② 300만원 이하
③ 500만원 이하
④ 700만원 이하
⑤ 1,000만원 이하

[정답] ②

[해설] 의료법 제92조(과태료) ① 다음 각 호의 어느 하나에 해당하는 자에게는 300만원 이하의 과
태료를 부과한다. 제24조의2(의료행위에 관한 설명) ① 의사·치과의사 또는 한의사는 사람
의 생명 또는 신체에 중대한 위해를 발생하게 할 우려가 있는 수술, 수혈, 전신마취(이하 이
조에서 "수술등"이라 한다)를 하는 경우 제2항에 따른 사항을 환자(환자가 의사결정능력이
없는 경우 환자의 법정대리인을 말한다. 이하 이 조에서 같다)에게 설명하고 서면(전자문서
를 포함한다. 이하 이 조에서 같다)으로 그 동의를 받아야 한다. 다만, 설명 및 동의 절차로
인하여 수술등이 지체되면 환자의 생명이 위험하여지거나 심신상의 중대한 장애를 가져오
는 경우에는 그러하지 아니하다.

1·2급 응급구조사
응급의료 관련법령 문제집

초판 인쇄 2022년 7월 10일
초판 발행 2022년 7월 15일

펴낸이   진수진
펴낸곳   메디컬스타

주소   경기도 고양시 일산서구 대산로 53
출판등록 2013년 5월 30일 제2013-000078호
전화   031-911-3416
팩스   031-911-3417
전자우편 meko7@paran.com